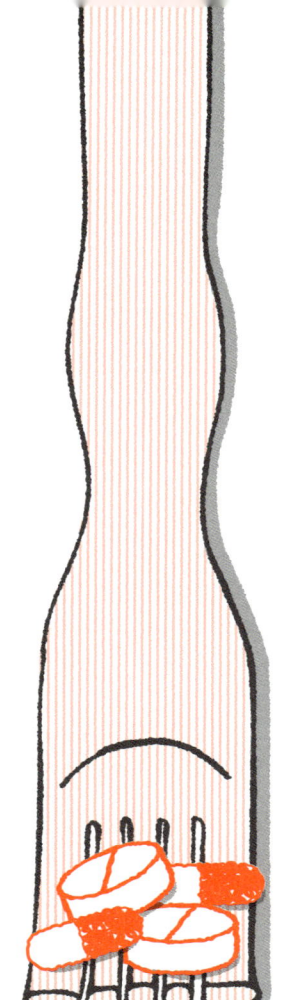

西伊豆健育会病院 内科

吉田 英人
Hideto Yoshida

ポリファーマシーで困ったら一番はじめに読む本

研修医、新人薬剤師のうちに知っておきたい
ポリファーマシーとの上手な付き合い方のコツ

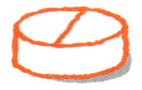

じほう

推薦のことば

「10剤も処方したら重罪だ」

…なぁんて，10剤も内服したら副作用発現率が100％になってしまう。昨今の老年医療では10剤くらいすぐに増えてしまうのも理解できる。しかし，患者さんの利益のために処方された薬の副作用が原因で病気を作ってしまったり，副作用を抑えるために薬をかぶせてさらに新しい副作用が出てしまったりしていたのでは，本末転倒なんだよねぇ。医者の専門性が高くなるにつれ，他の科の処方内容まで十分わからず，薬剤相互作用の見落としも多くなってしまっているのが現実だ。実に情けない話だが，それが現実なのだからなんとかしなくてはならない。医者も専門外はわからないと嘆く気持ちはよくわかる。是非ともかかりつけ薬局の薬剤師さんが目を光らせて，患者さん側の味方になってほしい。そしてそこはかとなく，処方した医者にフィードバックしていただけると・・・めっちゃ嬉しい！

本書はポリファーマシーのみならず，薬物有害事象，潜在的な不適切処方，さらに高齢者問題，Advance Care Planningに関しても詳説して実践的な構成になっている。処方カスケードはよくある処方ミスなので，ぜひチェックできるようになっておきたい。患者さんの訴えから「もしかして，薬の副作用？」と気付けることが肝心。

薬の副作用に気を付けることも大事だが，本来なら使ってほしい薬が使われていないことも確認できるようにしたい。START criteriaの項はぜひ一読をしてほしい。ただしクライテリアは金科玉条なわけではなく，その限界もコラムで示している点がいい。『ここで孫の手』のレッスンでは痒いところに手が届く情報が満載だ。患者さんも多面的に評価が必要であり，薬だけ処方すればいいというわけではない。患者さんを知ることが臨床では非常に重要なのだから。

さて，基礎編が終わったら実践編となっている。高齢者だから，認知症，せん妄なんて当たり前…ではなく，いま一度薬剤の副作用かどうか，二次性の認知機能低下ではないかを疑わないと，その見逃しは患者の人生を大きく左右してしま

う。よくある処方薬を中心に解説されているので，暗記しよう。

　特筆すべきは，コラムがなかなか面白く（クスクス！），記憶の定着に役に立つ。回文，宮本武蔵，ドラゴンボール，PPK（ピンピンコロリ）など，実に興味深いので，ここだけ？　でも読む価値はある（…いやいや全部読んでくださいよ）。

　本書はどこから読んでもわかりやすい構成になっているので，仕事場に一冊，枕元に一冊，トイレに一冊，お風呂に…あ，防水じゃないからダメか…備えておいて，繰り返し読んで，内容を自分の血や肉として使えるようになっておこう。薬剤師のみならず，看護師，若手医師，元若手医師にも手に取っていただきたい内容になっている。

2018年6月

福井大学医学部附属病院総合診療部 教授

林　寛之

はじめに

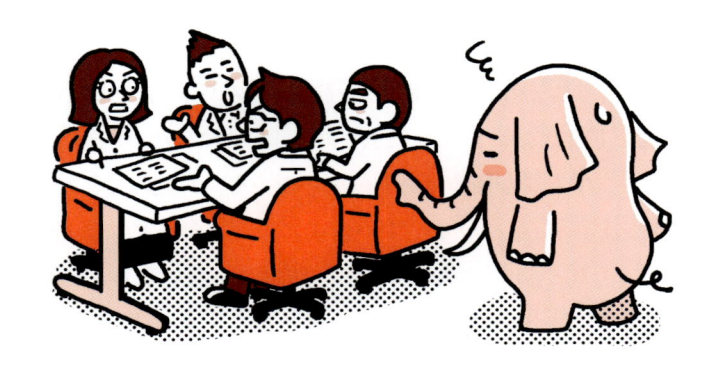

皆さん，上のイラストを見てどのような感想をもたれましたか？

「なぜ部屋の中に象がいるの？」

「大きなぬいぐるみ？　それともペット？」

「何の話し合いをしているの？」

「会議をしている人たちは象のこと気にしてないの？」

　ご覧のとおり大きな象が会議室にいますね。「Elephant in the room」と表現される英語の慣用句の一つです。「全員が事の重大さを認識しているにもかかわらず，あえて触れようとしない話題」を意味します。部屋に大きな象がいたら誰でも気付くでしょうが，それでも誰も象のことを指摘しようとしない状況です。

　私が医師となった12年くらい前は，いろいろな病院から多くの薬が処方されている患者さんをみても，なんとなくその話題には触れずにそっとしておくようなことが多かったように思います。しかし，ここ2～3年くらい前からポリファーマシーへの関心が非常に高まり，以前ならばあえて触れようとしてこなかった患者さんに対してどのように介入しポリファーマシーを解決するかという議論が活発になされています。

　本書は2016年9月から2017年11月にわたって，「月刊薬事」でポリファーマシー

とそれに関連する高齢者診療について連載させていただいた内容をもとに加筆しまとめたものです。できる限り読者の方の痒いところに手が届く内容を心がけました。随所に「孫の手」が出てきますので，お楽しみください（笑）。特に，初期研修医の先生方や新人薬剤師の先生方に本書を手にとっていただき，医師・薬剤師の共通理解の橋渡しとなれば幸いです。

　ポリファーマシーが問題となっている患者さんの多くは高齢者です。ポリファーマシーは高齢者が抱えるさまざまな問題の一部分でしかなく，全体像をとらえる必要があります。そして患者さんの全体像をとらえることで，高齢者診療におけるさまざまな重要点がみえてきます。本書では「木と向き合い（患者さん自身を知る），枝葉を整え（薬の有用性と副作用のリスクを評価する），森を育てる（多職種連携や地域全体の関わり）」のステップを意識して関わりをもつことを提案させてもらいました。

　本書の執筆にあたりじほう編集部の皆さまには大変お世話になりました。毎週のように全国各地の学会に参加され情報収集を行い，謙虚に学びを続けている編集部の牛田充彦さん。私のような若輩者を辛抱強く担当してくださり本当にありがとうございました。また「月刊薬事」の連載の話を私にさっと提供してくださった兄貴的な存在の栃木医療センターの矢吹拓先生。矢吹先生がいなければ，この本の出版はあり得ませんでした。そして最後に，自分が原稿作りや出張で不在のときも，嫌な顔せず3人の子供たち（莉人，奏人，ひいろ）を伊豆の海・山・川に連れていってくれる妻，慶に感謝します。

2018年5月13日　母の日に

西伊豆健育会病院 内科

吉田英人

目 次

コラム

目 次

第1章　基礎編

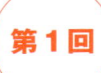
「ポリファーマシー（polypharmacy）」って何？？
——「ポリファーマシー」の定義・疫学

症例

82歳，男性，Kさん。心筋梗塞後，慢性心不全，糖尿病，認知症，前立腺肥大，慢性腰痛症でA大学病院循環器内科・泌尿器科，B総合病院脳神経外科，C整形外科クリニック通院中。最近家族からみても歩行時のふらつきが強くなり，いつもより元気がないように見えるためN病院内科を受診した。内服薬は下記のとおり。

A大学病院循環器内科	
アムロジン®（アムロジピン）錠10mg	1回1錠 1日1回 朝食後
ラシックス®（フロセミド）錠40mg	1回1錠 1日1回 朝食後
ミカルディス®（テルミサルタン）錠40mg	1回1錠 1日1回 朝食後
バイアスピリン®（アスピリン腸溶錠）錠100mg	1回1錠 1日1回 朝食後
アマリール®（グリメピリド）錠1mg	1回1錠 1日1回 朝食後
スローケー®（塩化カリウム）錠600mg	1回2錠 1日2回 朝夕食後
A大学病院泌尿器科	
ハルナール®（タムスロシン）錠0.2mg	1回1錠 1日1回 夕食後
エビプロスタット®（オオウメガサソウエキス・ハコヤナギエキス）配合錠DB	1回1錠 1日3回 毎食後
B総合病院脳神経外科	
アリセプト®（ドネペジル）錠5mg	1回1錠 1日1回 朝食後
セロクエル®（クエチアピン）錠25mg	1回1錠 1日1回 夕食後
レンドルミン®（ブロチゾラム）錠0.25mg	1回1錠 1日1回 就寝前
C整形外科クリニック	
セレコックス®（セレコキシブ）錠100mg	1回1錠 1日2回 朝夕食後
ムコスタ®（レバミピド）錠100mg	1回1錠 1日3回 毎食後

ツムラ芍薬甘草湯エキス顆粒（医療用）®（芍薬甘草湯）2.5g	1回1包 1日3回 毎食前
ミオナール®（エペリゾン）錠50mg	1回1錠 1日3回 毎食後

＊　＊　＊

指導医：今日私の外来を受診された患者さんです。ではこの症例について
みんなでじっくり考えてみましょう。6つの疾患を抱えている患者さんで，
4つの診療科から計15種類の薬が処方されています。

研修医：15種類も薬を飲んでいるなんて，なんだかすごいというか恐ろし
いというか…。薬だけでお腹がいっぱいになりそうですね。

研修薬剤師：これだけ薬を内服していれば，薬の影響でふらつきなどの症状
が出てもおかしくないですよね。

薬局長：そうですね。このような多剤服用の状態を「ポリファーマシー」と
いい，最近非常に注目されています。

研修医：「ポリファーマシー」か〜。初めて聞きました。でも数日前にこの
患者さんのようにいろんな病院からたくさん薬を処方されている患者さんを
救急外来で診察しました。

指導医：「ポリファーマシー」という言葉は最近注目されるようになりまし
たが，実は以前から指摘されている日常的に遭遇する問題なんです。

薬局長：「ポリファーマシー」とは，ポリ（poly）＋ファーマシー（pharmacy）
の造語です。多剤服用，多剤併用などと訳されることが多いですね。

研修薬剤師：なるほど〜。でも何種類くらい薬を飲んでいると「ポリファー
マシー」になるんですか？

指導医：何種類からだと思いますか？

研修医：え〜，どうでしょう。例えばこの患者さんは15種類なので，かな
りの薬の数ですし「ポリファーマシー」だと思います。でも5〜6種類くら
いでも多いと思うこともありますし，何種類以上と明確に決めるのは難しい
んじゃないかな…。

研修薬剤師：この患者さんは6つも疾患を抱えているので，薬が増えるの
もしょうがないような気がします…。私も何種類以上と決めるのは難しい

です。

薬局長：そうですよね。「ポリファーマシー」は，実は研究や調査ごとにさまざまに定義されています。皆さんが何種類以上と決めるのが難しいのも当然ですね。ただ，最近の調査から5種類以上をポリファーマシーと定義することが多くなっています。

指導医：単純な薬剤数の問題だけではなく，不適切処方などの問題も「ポリファーマシー」に含めていくことも重要といわれています。

研修医：いや〜「ポリファーマシー」はなんか奥が深いですね。

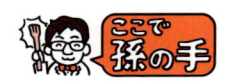 ## ポリファーマシーの定義

　ポリファーマシーはここ数年非常に関心が高まっている問題です。ポリファーマシーという言葉を聞いて，いまひとつピンと来ない方もいるかもしれません。「臨床的に必要とされている量以上に多くの薬剤が処方されている状態」を基本的なポリファーマシーの概念と考えています[1]。

　実は何種類以上内服するとポリファーマシーになるのか，はっきり決まってはいません。ただ，高齢者にとって重要なアウトカムと内服薬剤数の関連調査（図1）[2] や，薬剤数が5種類以上になると薬物有害事象（adverse drug events：ADEs）が増えること[3] などから5種類以上をポリファーマシーとすることが一般的になってきています。また10剤以上の内服を「過度のポリファーマシー（excessive polypharmacyまたはhyperpolypharmacy）」と表現することもあります。ハイパーポリファーマシーってなんかかっこいいですね（笑）。ポリファーマシーを単純な薬剤数の問題だけではなく，不適切処方や重複処方，過量投与といった問題も包括して考えることも重要です。薬剤数から考える「量的」な視点と適切性から考える「質的」な視点からポリファーマシーを理解することで，ポリファーマシーの問題に対して包括的なアプローチが必要であることがわかると思います。

　また通常の処方薬だけではなく，OTC医薬品やサプリメントも含めて考えるべきであり，患者さんから詳細な情報聴取が必要になります。

Mortality（死亡）
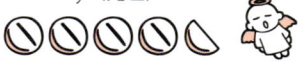

Disability（機能障害）
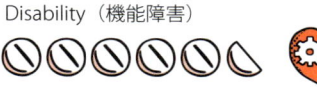

Falls（転倒）
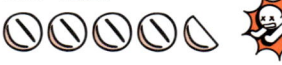

Frailty（虚弱性）
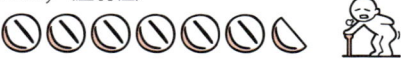

◎ 薬剤数

図1　高齢者における内服薬剤数と重要なアウトカムの関係

> ▶ **コラム：　メディアのちから**
>
> 　2015年5月にNHKのクローズアップ現代で「薬がのみきれない！〜知られざる "残薬" のリスク〜」が放送されました。薬の多剤処方の影響による健康被害に苦しむ高齢者や，主治医が飲み残しなどの "残薬" を知らずに，新たな薬が追加され深刻な副作用を引き起こしている実態が放送されました。その翌日の私の外来で，5〜6人の患者さんから「実は先生には言ってなかったけど，結構薬が家に余っています。どうしたらいいですか？」，「他の病院から処方されている薬も含めて8種類になるけど，大丈夫でしょうか？　薬はなるべく少ないほうがいいみたいだし」といった質問・要望をいただき，メディアの影響力を再認識しました（いままでも，ある番組の放送後に，患者さんが不安になって外来に駆け込んでくることはよくありましたが…）。患者さん一人ひとりが，自分の内服している薬に興味をもつことは，ポリファーマシーの問題を解決するうえで非常に重要な部分になってきています。適切で有用な内容がメディアから発信されることで，患者さんの行動変容を生み，そしてそれが私たち医療者の行動変容にもつながるいい例ではないかと思いました。
>
>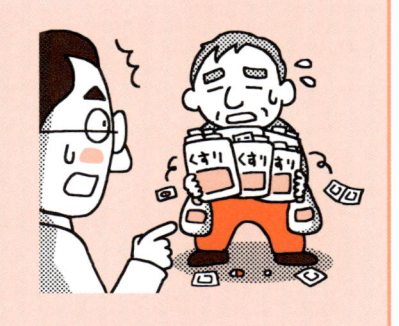

研修医：「ポリファーマシー」の定義についてよくわかりました！　でも実際，「ポリファーマシー」はどのくらいの頻度で認めるものなんでしょうか？

研修薬剤師：え～どれくらいかな…。先ほどの「ポリファーマシー」を5剤以上と定義するとかなりの患者さんが当てはまりそうです。しかも高齢者になるともっと増えそうですし。

薬局長：「ポリファーマシー」をどのように定義するかでも変わってきますね。

指導医：そうですね，実際には外来，入院，在宅，施設といったそれぞれの設定で頻度は変わってきます。また国ごとでも変わってきますね。さまざまな報告から高齢者の約50％はポリファーマシーの状態ではないかと推測されています。

研修薬剤師：高齢者の2人に1人がポリファーマシーってことですか…。いや～それは問題だ～。

研修医：なんか自分の病院でポリファーマシーの患者さんがどれくらいいるのか調べてみたくなりました。

薬局長：お，いつも眠そうな先生がなんかいきいきしてますね（笑）。

指導医：そうですね。少しでも多くの人に「ポリファーマシー」に関心をもってもらい，この問題をみんなで考え解決していくことが大切ですね。

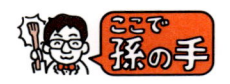 ## ポリファーマシーの疫学

　「ポリファーマシー」はどの程度の頻度で起こっているのでしょうか？　ここでは具体的な報告を提示していこうと思います。

1．海外のポリファーマシー

　英国の救急外来を受診した75歳以上の高齢者の観察研究では，467人の高齢者のうち5種類以上内服している患者さんは，全体の45％に及びました[4]。イタリアの病院で入院加療を行った65歳以上の高齢者の実態調査では，1,332人の高齢者のうち5種類以上内服している患者さんは入院時51.9％，退院時

67％の割合で認められました[5]。米国の施設入所中の高齢者の後ろ向き横断研究では，1万3,507人の高齢者のうち9種類以上内服している患者さんは39.7％を占めていました[6]。また日本のお隣の韓国でのポリファーマシーの調査では，65歳以上の31万9,185人の高齢者のうち，86.4％で6剤以上の薬剤の内服がありました[7]。結構ポリファーマシーの人が多いですね。最後に米国における薬剤（OTCやサプリメントを含む）の使用変化についてまとめた報告を紹介します（**表1**）[8]。

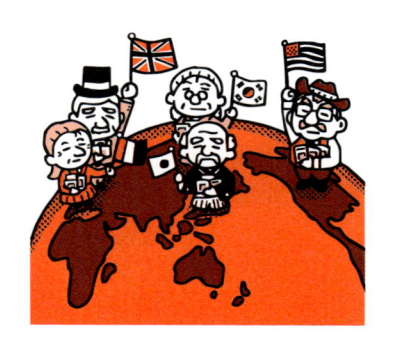

　ざっと海外のポリファーマシー事情をまとめてみました。日本だけではなく，さまざまな国でポリファーマシーが問題となっているのがわかりますね。

表1　米国における高齢者の薬物使用の変化
（62〜85歳の高齢者を対象。2005年は2,351人，2011年は2,206人を調査）

	2005年	2011年
5剤以上の内服薬使用	31%	36%
1つ以上のOTC薬品使用	44%	38%
1つ以上のサプリメント使用	52%	64%
潜在的な薬物相互作用	8.4%	15.1%

〔Qato DM, et al：JAMA Intern Med, 176：pp473-482, 2016より〕

2.　日本のポリファーマシー

　日本の5つの大学の老年外来を受診した外来患者さんの研究で，平均年齢76歳の高齢者660人の平均処方薬剤数は4.4剤でした[9]。また市中病院の入院患者を調査した観察研究では，平均処方薬剤数6.4剤で63％がポリファーマシーだったと報告されています[10]。そして日本で在宅訪問診療を受けている患者さんを訪問薬剤師が調査した観察研究では，4,243人の患者さん（平均年齢82.7歳）のうち不適切処方の割合は全体の48.4％でした[11]。

　ちなみに，筆者の勤務する西伊豆健育会病院に入院した脊椎圧迫骨折患者さ

▶ コラム： 「孫の手」の本当の意味は？

　本書によく出てくる「孫の手」ですが，皆さんもっていますか？　手の届かない背中の痒いところをこするためには必需品でしょうか（笑）。先端が小さな子供の手のような形をしていることから「孫の手」と名前がついたと思っている方が多いと思います。しかし，よくよく調べると語源はまったく違うところからきているそうです。孫の手の発祥は中国で，中国では「孫の手」ではなく，「麻姑（まこ）の手」とよばれていたそうです。「麻姑」というのは，中国に伝わる「神仙伝」という書物に出てくる仙女のことで，麻姑は爪がとても長くて，「あの爪で掻いてもらったら気持ちいいだろうな」と想像して作られたのが始まりといわれています。

　「孫の手」が日本に伝わって来たのは1500年頃のことで，現在の孫の手の形に少しずつ変化していき「麻姑（まこ）」の音と小さな手の形から「孫（まご）」が連想されたのではないかといわれています。海外ではバックスクラッチャー（backscratcher）といい，自分の背中に手が届かないことは人類共通の悩みみたいですね。「backscratcher」とインターネットで検索するといろいろな「孫の手」が出てきて見ていて楽しいですよ。

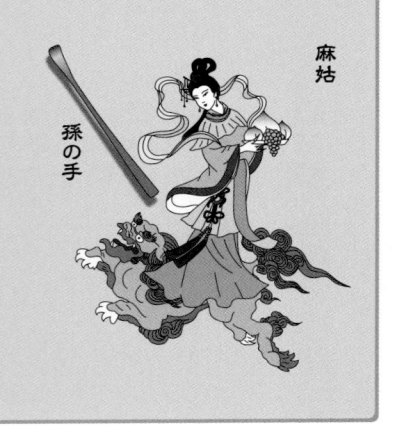

孫の手

麻姑

んを2年間調査した結果では，123人（平均年齢83.6歳）の入院患者のうち薬剤を5種類以上内服していた患者さんは，発症時65人（52.8％），退院時66例（53.7％）でした。

　日本のポリファーマシーの実態についての報告は，海外に比べるとまだ少ないですがこれから増えていくものと思われます。

　これらの海外や日本の報告から，特に高齢者では少なくとも約50％程度は「ポリファーマシー」の状態にあると思われます。どうですか，皆さんの予想はどれくらいでしたか？　「ポリファーマシー」はやはり日常的によく遭遇す

る問題ということがわかりますね。「ポリファーマシー」の患者さんに関心をもち，関わりを深めていく重要性も認識していただけたらと思います。

　そして実際には薬剤数だけが重要というわけではなく，潜在的に不適切な処方（potentially inappropriate medications；PIMs）やADEsの頻度も重要といわれています。これらについては今後じっくり学んでいきましょう。

🏠Takehome message

・ポリファーマシーは日常的に遭遇する問題である。
・ポリファーマシーは5剤以上薬剤を内服している状態と定義することが多い。
・高齢者の約50％にポリファーマシーを認めている。

【引用文献】
1）Tjia J, et al：Studies to reduce unnecessary medication use in frail older adults；a systematic review. Drugs Aging, 30：285-307, 2013
2）Gnjidic D, et al：Polypharmacy cutoff and outcomes；Five or more medicines were used to identify community-dwelling older men at risk of different adverse outcomes. J Clin Epidemiol, 65：989-995, 2012
3）Field TS, et al：Risk factors for adverse drug events among nursing home residents. Arch Intern Med, 161：1629-1634, 2001
4）Banerjee A, et al：The prevalence of polypharmacy in elderly attenders to an emergency department；a problem with a need for an effective solution. Int J Emerg Med, 4：22, 2011
5）Nobili A, et al：Polypharmacy, length of hospital stay, and in-hospital mortality among elderly patients in internal medicine wards；The REPOSI study. Eur J Clin Pharmacol, 67：507-519, 2011
6）Dwyer LL, et al：Polypharmacy in nursing home residents in the United States；results of the 2004 National Nursing Home Survey. Am J Geriatr Pharmacother, 8：63-72, 2010
7）Kim HA, et al：Prevalence and predictors of polypharmacy among Korean elderly. PLoS One, 9：e98043, 2014
8）Qato DM, et al：Changes in Prescription and Over-the-Counter Medication and Dietary Supplement Use Among Older Adults in the United States, 2005 vs 2011. JAMA Intern Med, 176：473-482, 2016
9）Suzuki Y, et al：Multiple consultations and polypharmacy of patients attending geriatric outpatient units of university hospitals. Geriatr Gerontol Int, 6：244-247, 2006

10) Fushiki Y, et al : Polypharmacy and adverse drug events leading to acute care hospitalization in Japanese elderly. General Medicine, 15 : 110-116, 2014

11) Onda M, et al : Identification and prevalence of adverse drug events caused by potentially inappropriate medication in homebound elderly patients ; a retrospective study using a nationwide survey in Japan. BMJ Open, 5 : e007581, 2015

なぜポリファーマシーになるのか？
──そのさまざまな要因

　初回は，ポリファーマシーの定義や疫学について学びました。第2回は，ポリファーマシーになるそのさまざまな要因について考えていこうと思います。

　それでは孫の手を用意して，楽しく学んでいきましょう！！

●前回のおさらい

　まず第1回の最重要点を振り返ってみます。

・ポリファーマシーは日常的に遭遇する問題である。

・ポリファーマシーは5剤以上薬剤を内服している状態と定義することが多い。

・高齢者の約50％にポリファーマシーを認めている。

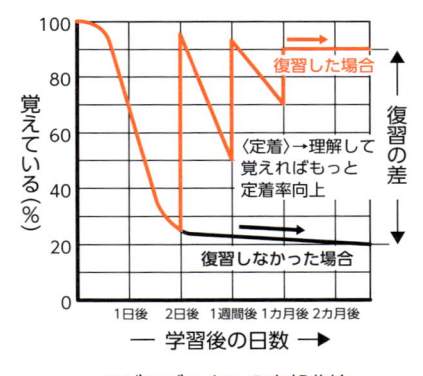

エビングハウスの忘却曲線

　重要事項を復習することで，知識の定着につながります（⬆）。

＊　＊　＊

 指導医：前回と同じように私の外来を受診した患者さんについて考えていきましょう。15種類の薬が処方されポリファーマシーの状態と考えられました。なぜこの患者さんはポリファーマシーになったのでしょうか？　皆さんどう思いますか？

 研修医：う〜ん。82歳と高齢ですし治療中の疾患が6個もあれば，薬が増えてもしょうがないと思います。

 薬局長：そうですね。高齢になれば持病も増え，薬も増えますね。年齢は非常に重要な要因です。他にポリファーマシーの要因と考えられるものはあり

ますか？

研修薬剤師：患者さんが自分の判断で薬を減薬または休薬する場合もポリファーマシーになる可能性が高いと思います。

指導医：そうですね。主治医の先生は薬の効果が不十分と考え，追加で薬を処方してしまうこともあります。

薬局長：また患者さん自身の薬への過度の期待や中止への恐怖心もポリファーマシーの要因として考えられます。

研修医：そういえば，この前救急外来で感冒と思われる60代の患者さんに，解熱薬のみ処方したら「自分はいつも，抗菌薬を含めて4種類くらいの薬を飲んだらすぐ治っているのでちゃんと薬を出して下さい」と怒られました。もともといろいろ薬を飲んでいる人だったので，最低限の薬にしたのですが…。

指導医：患者さんのなかには，「病院は薬を処方してもらうところ」という認識の方もいますね。「くすりもリスク」になることを知ってもらうことも大切です。

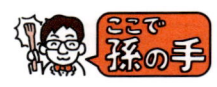 ## ポリファーマシーになる要因 ── 医療システム

ポリファーマシーになる要因について皆さんはどのように考えていますか？ここでは，実際に考えられている要因について具体的に提示していきます。

医療技術や予防医学の発達によって，私たちはさまざまな恩恵を受けています。その反面治療しなければならない疾患が増えてしまい，その結果薬が増えてしまうことがあります[1]。私たちをとりまく「医療システム」がポリファーマシーの要因になる場合もあるわけです。

そして歳を重ねることで持病が増え，その結果薬が増えてしまうことは数多くの研究で報告されています[2]。性別としては，男性より女性のほうがポリファーマシーになることが多いといわれています[3]。

患者さんの薬に対するさまざまな考えや行動もポリファーマシーの要因になるといわれています。病院で処方されている薬以外に，OTCやサプリメントを自分で内服している患者さんは非常に多くなっています[4]。

また処方医と患者さんがお互いに認識している薬のくい違いについての調査[5]

では，調査対象となった1,390の薬剤のうち，主治医が認識できていなかった薬は全体の37％でした。また主治医は認識していても実際に患者さんは内服していないかった薬は6％，主治医と患者さんの両方が認識していても内服量や回数が違っていた薬が10％を占めました。OTCやサプリメントも含めて，患者さんが内服している薬の情報を医療者が正確に把握することがいかに難しいかわかりますね。そして患者さんのなかには，配偶者や兄弟親戚，はたまた近所の方から薬をもらって内服している方がいます[6]。その薬の副作用に気づかずに，さらに薬が上乗せされポリファーマシーにつながってしまう恐れがあるので要注意ですね。

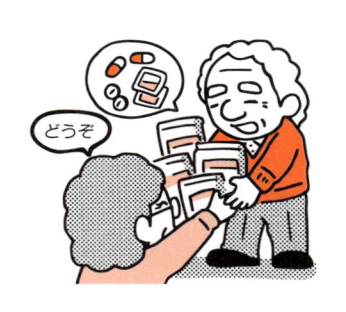

指導医：では，ポリファーマシーになる要因についてもう少しみんなで考えてみましょう。研修医の先生は，この患者さんのように心不全や糖尿病の患者さんの治療をどのように計画していますか？

研修医：え〜どうですかね。それぞれの疾患に対してガイドラインが出ているので，それを参考にしながら治療を計画することが多いです。

研修薬剤師：でも，この患者さんだと6個の疾患に対してガイドラインどおりに治療を行うとすごく大変になると思うんですが…。

指導医：そうですね。複数の慢性疾患を抱えている状態を「マルチモビディティ（multimorbidity）」とよぶことがあります。そのような患者さんをガイドラインどおりに治療するとかなりの薬が必要となりポリファーマシーとなるため注意が必要です。

研修薬剤師：4つの診療科から処方を受けているのも薬が増える要因になると思います。

指導医：いいですね〜。診療科が増えることでコミュニケーション不足となり，その結果ポリファーマシーになってしまうこともあります。他の診療科からどのような薬が処方されているのかお互いにしっかり把握できていればいいのですが…。

薬局長：また長年外来に通院されている患者さんの場合，数年前からずっと同じ内容の薬が処方されポリファーマシーとなっている場合があります。定期的に処方内容を見直す機会を作ることは非常に重要です。

研修医：Do処方としかカルテに書かれていない患者さんを見たことがあります…。

研修薬剤師：テレビのコマーシャルや製薬会社の薬の宣伝などがポリファーマシーにつながることはないでしょうか？

薬局長：お〜そのとおり。有用な薬の情報が発信されていることもありますが，行き過ぎた薬の宣伝と思われることもありますね。

指導医：みんなで考えるとポリファーマシーになる要因がいろいろでてきますね。まとめてみると「患者」，「医療者」，「医療システム」などの要因でポ

▶ コラム：　いろんな回文

　回文とは上から読んでも下から読んでも，同じ言葉になる文のことを言います。数多くの回文が世の中にはあると思いますが，「くすりもリスク」もそのなかの一つですね。

　英語では回文を「Palindromes」といいます。単語では「kayak（カヤック）」など，文では「Madam, I'm Adam（マダム，私がアダムです）」などが有名です。また前から読んだ場合と後ろから読んだ場合で意味が異なるものを「Semordnilap」と言います。これは，「Palindromes」を逆から読んだ造語で，それ自体が「Semordnilap」になっています。例えば，「stressed（ストレスがある）」→「desserts（デザート）」のようなパターンです。

　世界一長い？「Palindromes」は下記からみることができます。なかなか逆から最後まで読むのは大変ですが，ご興味のある方はチャレンジしてみてください。

「PALINDOROMELIST」
http://www.palindromelist.net/longest/

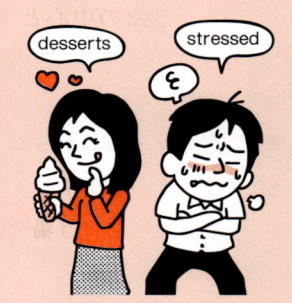

表1　ポリファーマシーになる要因

医療システムに関するもの
平均余命の延長
新しい治療や技術の発達
予防医療の増加
患者に関するもの
年齢
性別
併存疾患が複数存在（multimorbidity）
薬剤効果への過度な期待や行動
医療者に関するもの
ガイドラインを中心とした診療
臓器別診療
各診療科や多職種間のコミュニケーション不足
定期的な処方内容の見直しがないDo 処方
その他
製薬会社の過度な宣伝
マスメディアによる報道

〔Hovstadius B, et al：Clin Geriatr Med, 28：159-172, 2012 より〕

リファーマシーとなると考えられています（**表1**）。薬を多く処方されている患者さんをみたら，なぜ薬が多いのか考えるようにしましょう。

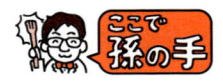 **ポリファーマシーになる要因 ── マルチモビディティ**

　高齢化が進むなかで，いくつもの慢性疾患を抱えている患者さんが急増しています[7]。慢性疾患各々が病態生理的に関連するしないにかかわらず併存していて，診療の中心となる疾患が設定しがたい状態を「マルチモビディティ（multimorbidity）」とよんでいます[8]。マルチモビディティの状態の患者さんを治療する場合，どの科の専門医が中心となって関わっていくか明確になりにくく，コミュニケーション不足となり，容易にポリファーマシーとなってしまうことがあります。

　また治療を行う場合に，疾患ごとのガイドラインに準じた治療が開始されることが多いと思います。しかし，多くの併存疾患を抱えている方の場合，それぞれの疾患のガイドラインどおりの推奨を行うと容易にポリファーマシーに

なってしまいます。ある併存疾患（糖尿病，高血圧，骨粗鬆症など）を5つもっ
ている79歳の女性を仮定して，各疾患のガイドラインに準じると，12種類の薬
物療法と14種類の非薬物療法が推奨となってしまうと報告[9] されています。い
や～大変ですね。ただそれぞれの診療科の先生は患者さんに良くなってもらい
たいためにいろいろ考え処方をしています。その結果としてポリファーマシー
になってしまうことがありますが，患者さんに良くなってもらいたいという善
意で起こっているとも考えられます。必ずしも「ポリファーマシー＝悪」では
ないわけですね。この部分は非常に重要です。

製薬会社が新規薬剤を開発することは医療の進
歩に欠かせませんが，一方で販売促進行為が過剰
だとポリファーマシーにつながってしまいます。製
薬会社が医師に資金提供した食事と宣伝されたブ
ランド名薬剤の処方率増加は関連があると報告[10]
されています。薬の説明会やランチョンセミナー
も気をつけないといけないですね。

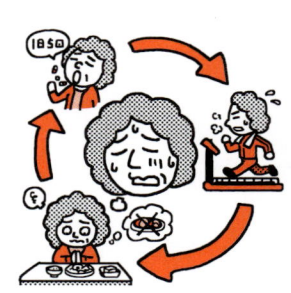

🏠 Takehome message

- 「くすりもリスク」となる。
- 年齢を重ねるにつれ，病気が増え薬も増える。
- 「なぜこの患者さんはポリファーマシーになっているのか？」じっくり
  考えてみる。

【引用文献】
1) Gorard DA, et al：Escalating polypharmacy. QJM, 99：797-800, 2006
2) Hovstadius B, et al：Dispensed drugs and multiple medications in the Swedish
   population：an individual-based register study. BMC Clin Pharmacol, 9：11, 2009
3) Jyrkkä J, et al：Patterns of drug use and factors associated with polypharmacy and
   excessive polypharmacy in elderly persons：results of the Kuopio 75+ study：a cross-
   sectional analysis. Drug Aging, 26：493-503, 2009
4) Barat I, et al：The consumption of drugs by 75-year-old individuals living in their own
   homes. Eur J Clin Pharmacol, 56：501-509, 2000

5) Frank C, et al : What drugs are our frail elderly patients taking? Do drugs they take or fail to take put them at increased risk of interactions and inappropriate medication use? Can Fam Physician, 47 : 1198-1204, 2001

6) Anthierens S, et al : Qualitative insights into general practitioners views on polypharmacy. BMC Fam Pract, 11 : 65, 2010

7) Salisbury C, et al : Epidemiology and impact of multimorbidity in primary care : a retrospective cohort study. Br J Gen Pract, 61 : e12-21, 2011

8) Boyd CM, et al : Future of multimorbidity research ; how should understanding of multimorbidity inform health system design. Public Health Rev, 32 : 451-474, 2010

9) Boyd CM, et al : Clinical practice guidelines and quality of care for older patients with multiple comorbid diseases : implications for pay for performance. JAMA, 294 : 716-724, 2005

10) DeJong C, et al : Pharmaceutical Industry-Sponsored Meals and Physician Prescribing Patterns for Medicare Beneficiaries. JAMA intern Med, 176 : 1114-1110, 2016

11) Hovstadius B, et al : Factors leading to excessive polypharmacy. Clin Geriatr Med, 28 : 159-172, 2012

ポリファーマシーになると何が起こる？
——ポリファーマシーの光と影

　第2回は，ポリファーマシーになるさまざまな要因について学びました。第3回はポリファーマシーになるとどのようなことが起こるのか，その具体的な影響について考えていこうと思います。それでは孫の手を用意して，楽しく学んでいきましょう！！

●前回のおさらい

　まず第2回の最重要点を振り返ってみます。

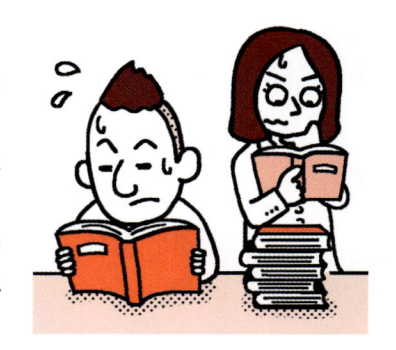

・「くすりもリスク」となる。
・年齢を重ねるにつれ，病気が増え薬も増える。
・「なぜこの患者さんはポリファーマシーになっているのか？」じっくり考えてみる。

＊　　＊　　＊

指導医：前回と同様に私の外来に来られた患者さんから考えていきましょう。ポリファーマシーがこの患者さんに与える影響にはどのようなものが考えられますか？

研修医：これだけの薬を毎日決められたように内服するのは大変だと思います。薬の飲み忘れや飲み間違いが起こりやすくなると思います。この患者さんは1日7回内服しないといけないですね。いや～大変だ。

指導医：そのとおりですね。ポリファーマシーによってアドヒアランスの低下が問題となります。アドヒアランスの低下が原因で，治療がうまくいかない患者さんもいますね。

研修薬剤師：薬剤費も馬鹿にならないと思います。

薬局長：ちなみにこの患者さんの1日の薬剤費はどれくらいになると思いますか？

研修薬剤師：15種類の薬剤ですし，どうでしょうか…。1,000円くらいになるんでしょうか？

薬局長：いいセンスです。計算すると約1,100円になります。年間にすると約40万円にもなりますね。

研修医：いや〜すごい金額ですね。あまり薬価を意識して診療することはなかったので反省です…。

研修薬剤師：あとは薬が増えることによって，薬の相互作用が増えてしまうと思います。

薬局長：そうですね。薬の作用が増強または減弱することがあります。薬物相互作用に注意が必要な薬剤はワルファリンや抗てんかん薬などが有名です。

指導医：アドヒアランスの低下，薬剤費の増加，薬物相互作用などが意見としてでましたね。すばらしい。

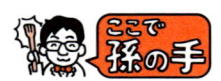 ## ポリファーマシーの影響 ── アドヒアランス低下

　ポリファーマシーになるとどのような影響が考えられるでしょうか？　具体的に考えていきましょう。

　ポリファーマシーとなり，多くの薬剤を内服する（あるいはさせる）手間が増えることにより，アドヒアランス低下を引き起こすことがあります。アドヒアランス低下を引き起こす要因は数多くありますが（**表1**），内服数や内服回数が多いほどアドヒアランスが低下するといわれています[1)-3)]。また先進国の慢性疾患に対する服薬アドヒアランスは50〜60％にすぎないとされています[4)]。アドヒアランス低下は，治療の失敗や入院のリスクにつながります。患者さんがどれくらい内服できているか，どれくらい残薬があるのかを常日頃から確認していくことは大切ですね。よかれと思って処方したとしても内服をしてもらえなければ，残念ながら意

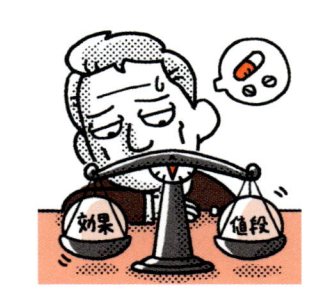

表1　服薬アドヒアランス低下の要因

1. **疾患関連**
   多疾患に罹患している，認知症，抑うつ

2. **患者関連**
   認知機能低下，視力低下，聴力低下，ADL低下，病識の欠如，薬物副作用の経験，医療者への不信，自己判断

3. **処方，服薬方法関連**
   薬物数が多い，種類が多い，服薬回数が多い，方法が複雑，剤形の不適，治療期間が長期

4. **環境・医療関係者関連**
   独居，服薬管理者の欠如，管理能力評価の未実施，薬物に関する説明不足，家族への説明不足，医師・薬剤師間の連携不足

〔日本老年医学会・編：老年医学テキスト，メジカルビュー社，p151，2002より〕

味がありません。

　ポリファーマシーと薬剤費の問題も重要な事項です。薬剤費の増加が医療財政を圧迫していることは読者の皆さんもご存知だと思います。日本は自己負担が少ないため，薬剤費や医療行為に対してのコスト意識が生まれにくい現状があります。薬剤費を上回るだけの効果が本当にあるのか十分に検証する必要があります[5]。

　ポリファーマシーの状態では薬物相互作用が生じやすくなります。高齢者における薬剤数と薬物相互作用の調査では5〜9剤50％，10〜14剤81％，15〜19剤92％，そして20剤以上では100％の確率で，少なくとも1つ以上の薬物相互作用を認めたと報告しています[6]。ポリファーマシーの状態と考えられる高齢患者さんに新規に薬剤を処方する場合は，薬物相互作用が起こる可能性が高いため注意が必要です。

薬局長：まだ皆さんから出ていないポリファーマシーによる影響としては，ポリファーマシーになると「薬物有害事象」や「潜在的に不適切な処方」が増えてしまうといわれています。

研修医：潜在的に不適切な処方？

指導医：なかなか聞き慣れない用語かもしれませんね。簡単にいうと，内服を続けると副作用を引き起こす可能性が高い薬が処方されていることをいいます。

研修薬剤師：どのような薬が潜在的に不適切な処方となるのでしょうか？

指導医：抗ヒスタミン薬，ベンゾジアゼピン系睡眠薬，NSAIDsなどが代表的です。特に高齢者を対象とした不適切処方を検出するツールは数多くあり，今後みんなで学んでいきましょう。

薬局長：他に考えられるものとして，ポリファーマシーと，「本来ならば投与されるべき薬剤の不使用」も関連があるといわれています。

研修薬剤師：ふむふむ。薬剤数が増えていても，投与すべき薬剤が使用されているとは限らないわけですね。

指導医：私たちがポリファーマシーに対して適切に介入していくうえで，「薬物有害事象」や「潜在的に不適切な処方」の関係を理解することは大切です。みんなでじっくり学んでいきましょう。

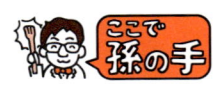 ## ポリファーマシーの影響 —— ADEs，PIMs

　ここでは用語の概念と，それぞれの関係性を学んでいきましょう。まず，薬物有害事象（adverse drug events：ADEs）ですが「薬物との因果関係ははっきりしないものも含め，薬物を投与された患者に生じたあらゆる好ましくない障害（徴候・症状・病気）」と定義されています。実際には，治療・予防のために通常量で使用される薬剤によって生じる薬物有害反応（一般的に副作用と同義）が問題となります。6剤以上服用している患者では，1〜3剤服用している患者と比較して有意に2倍以上ADEsの頻度が高まるという報告があります[7]。ADEsによる救急入院を調査した報告では，原因薬剤の67％を4種類の薬剤（ワルファリン，インスリン，抗血小板薬，経口血糖降下薬）が占めていました[8]。

　そして潜在的に不適切な処方（potentially inappropriate medications：PIMs）とは，「まだ有害な事象を引き起こしていないものの，このまま処方を継続すると今後有害事象を起こす可能性が高いもの」を指します。ポリファー

マシーはPIMsの増加と関連があるといわれています。1〜3剤の処方と比較し，4〜5剤で1.7倍，6〜8剤で2.4倍，9剤以上で3.5倍のPIMsを認めたと報告されています[9]。PIMsを検出するツールは数多くあり，代表的なものとしてBeers criteriaやSTOPP criteriaなどがあります。これらの検出ツールに関しては，第6回を参照ください。

ポリファーマシーと投与されるべき薬剤の不使用（アンダーユーズ）も関連があるといわれています。4剤以下の薬物使用では約14％，5剤以上の薬物使用では約43％のアンダーユーズを認めたという報告があります[10]。薬が多くなることはできる限り避けるべきですが，それと同時に個々の患者に有益になる可能性のある薬剤を適切に処方することも大切です。「The Janus face of polypharmacy」と表現されることもあります[11]（Janusとはローマ神話にでてくる頭の前後に反対向きの顔を持つ双面神）。

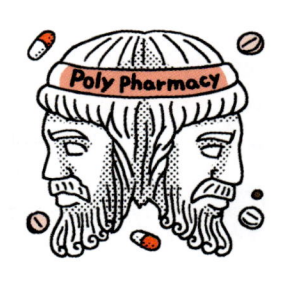

最後にポリファーマシーとADEsとPIMsの関係性を示します（図1）[12]。ポリファーマシーの状態でもADEsやPIMsを認めないこともあります。またPIMsはあってもADEsは認めていない場合もあるわけです。

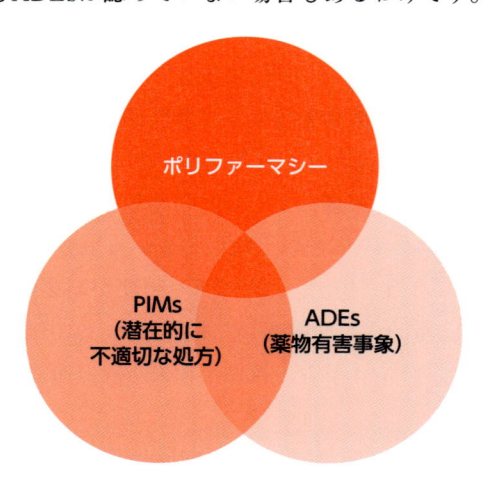

図1　ポリファーマシーとPIMsとADEsの関係
〔矢吹　拓：治療，98：933, 2016より〕

▶ コラム：　顔と心のみえる関係

　数年前にポリファーマシーについて医師・薬剤師を中心に多職種でディスカッションを行うワークショップに参加したときのことです。一緒のグループだった薬剤師さんがディスカッション中に一言「こんなに医師の方と話をしたことはいままでなかったです。なんか仕事をしていても別世界のような人達だと思っていましたし…」。自分自身いろいろ考えさせられ，非常に印象深い一言でした。なぜなら，医師と薬剤師の間に目には見えない大きな壁の存在を感じてしまったからです。医学生，薬学生時代に授業などで一緒にディスカッションをする機会が少ないのもその一因なのかもしれません。また同じ病院や隣同士の建物で働いていても，積極的にコミュニケーションをとる環境にないこともありますね。多職種連携が重要といわれているなかで，医師と薬剤師が「顔と心の見える関係」を作ることは大切になってきます。現在，日本プライマリ・ケア連合学会などでは，ポリファーマシーを題材として医師・薬剤師が中心となって一緒にディスカッションするワークショップが開催されています。ぜひ，参加をお勧めします。

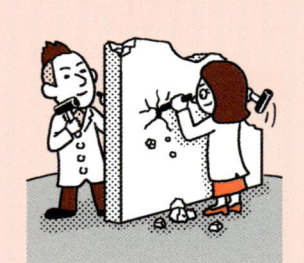

⌂ Takehome message

- ・医師と薬剤師が「顔と心の見える関係」を作ることがポリファーマシーを解決する第一歩になる。
- ・アドヒアランス低下や薬物相互作用の増加に注意する。
- ・ポリファーマシーはPIMsと関連がある。

【引用文献】
1）Osterberg L, et al：Adherence to medication. N Engl J Med, 353：487-497, 2005
2）Pasina L, et al：Medication non-adherence among elderly patients newly discharged and receiving polypharmacy. Drugs Aging, 31：283-289, 2014

3） 日本老年医学会・編：老年医学テキスト，メジカルビュー社，p151, 2002
4） Bosworth HB, et al：Medication adherence：a call for action. Am Heart J, 162：412-424, 2011
5） Hovstadius B, et al：The impact of increasing polypharmacy on prescribed drug expenditure-a register-based study in Sweden 2005-2009. Health Policy, 109：166-174, 2013
6） Doan J, et al：Prevalence and risk of potential cytochrome P450-mediated drug-drug interactions in older hospitalized patients with polypharmacy. Ann Pharmacother, 47：324-332, 2013
7） Kojima T, et al：High risk of adverse drug reactions in elderly patients taking six or more drugs；analysis of inpatient database. Geriatric Gerontol Int, 12：761-762, 2012
8） Budnitz DS, et al：Emergency hospitalizations for adverse drug events in older Americans. N Engl J Med, 365：2002-2012, 2011
9） Dhall J, et al：Use of potentially inappropriate drugs in nursing homes. Pharmacotherapy, 22：88-96, 2002
10） Kuijpers MA, et al：Relationship between polypharmacy and underprescribing. Br J Clin Pharmacol, 65：130-133, 2008
11） Viktil KK, et al：The Janus face of polypharmacy - overuse versus underuse of medication. Norsk Epidemiologi, 18：147-152, 2008
12） 矢吹　拓：ポリファーマシー"処方整理力"を鍛える！Dトレ③. 治療，98：933, 2016

ポリファーマシーと老年症候群
──高齢者の気をつけたいあんなところ，こんなところ

　第3回は，ポリファーマシーになるとどのようなことが起こってくるのかを学びました。第4回はポリファーマシーと老年症候群について考えていこうと思います。それでは孫の手を用意して，楽しく学んでいきましょう！！

●前回のおさらい

　まず第3回の最重要点を振り返ってみます。

・医師と薬剤師が「顔と心の見える関係」を作ることがポリファーマシーを解決する第一歩になる。
・アドヒアランス低下や薬物相互作用の増加に注意する。
・ポリファーマシーはPIMsと関連がある。

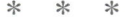

＊　　＊　　＊

　指導医：症例の82歳Kさんのご家族から，以前から慢性的なめまい症状があり転倒しやすかったと教えていただきました。

　研修医：慢性的なめまい症状のある高齢の患者さんは多いですよね。いろいろ検査をしても原因がはっきりしないというか…。

　指導医：そうですね。ところで皆さん「老年症候群」という概念を知っていますか？

　研修薬剤師：ん〜，聞いたことがありません。

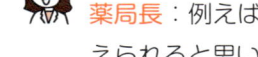　**薬局長**：例えばKさんにみられる慢性的なめまい症状はどのような原因が考えられると思いますか？

　研修医：例えば，三半規管の中で石が動いてしまう良性発作性頭位めまい症とか，脳梗塞などがあると思います。

研修薬剤師：めまいの原因にメニエール病はよく聞いたことがあります。

薬局長：皆さんよく勉強していますね。ただ，高齢患者さんにみられる慢性的なめまい症状は少し様子が違ってきます。若年者とは異なり，眼・三半規管・小脳・末梢神経・筋肉などの体のバランス感覚を保つことに関わるすべての器官が老化しています。そのため慢性的なめまい症状を認めてしまうことがあるんです。

指導医：これらの変化に加え多くの薬を服用し，また精神的ストレスが加わることによってめまいを認めることもあります。このような慢性めまい症は老年症候群の一つと考えられています。

研修医：なるほど〜，原因を特定するのが難しいわけだ。

研修薬剤師：慢性めまい症以外に老年症候群と考えられる症状や状態には何がありますか？

薬局長：他の老年症候群としては，せん妄，不眠，尿失禁，転倒，栄養障害などがあります。

指導医：皆さんと学んでいる「ポリファーマシー」と「老年症候群」は密接に関わっているため，十分な理解が必要です。みんなでしっかり学んでいきましょう。

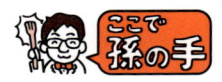 ## ポリファーマシーと老年症候群

　高齢者の病態を包括的にとらえる概念として「老年症候群」が提唱されています。加齢に関わる多くの因子が複雑に絡みあって発症する病気の集合体を表現しているともいわれています[1,2]（図1）。主な症状としては，認知機能低下・せん妄・うつ状態・転倒・栄養障害・排尿障害・不眠症などが含まれます。老年症候群を適切に評価し介入することは，高齢者のADLとQOLを維持することにつながります。しかし，実際には老年症候群と他の併存疾患のため複数の薬剤が処方され，結果としてポリファーマシーとなることもあります。また，ポリファーマシーそのものによって転倒や不眠などの老年症候群が引き起こされてしまうこともあり注意が必要です。

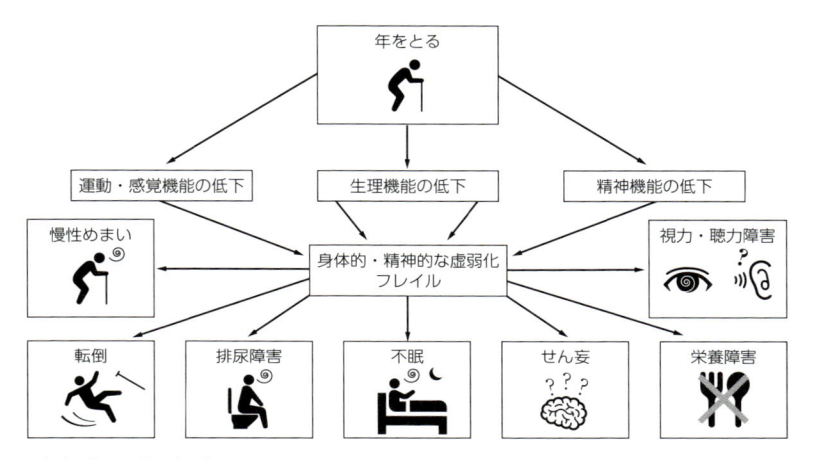

図1　老年症候群の概念図

〔Ferrucci L, et al：Public Health Reviews, 32：475-488, 2010より〕

▶ **コラム：** 　**備えは大切**

　2016年の5月に米国CNNで「Henry Heimlich, 96, uses his maneuver to save woman」という見出しのニュースがありました。皆さん，心肺蘇生法の講習会で窒息を起こした人に対して行うハイムリッヒ法を学んだことがありますか？

　実はこのハイムリッヒ法を生み出したハイムリッヒ先生が，96歳にして初めて本当に窒息した人に対してハイムリッヒ法を行ったというニュースです。老人ホームに入居していたハイムリッヒ先生は，ダイニングで食事をとっていたときに隣に座っていた87歳の女性が食べていた肉を詰まらせてしまい窒息状態になっているのを発見しました。そしてすぐにハイムリッヒ法を行い無事に助けることができたそうです。さすがに96歳になって初めて，自分が開発したハイムリッヒ法を実際に行うことになるとは思ってもいなかったでしょう。私たちもいざというときのために，心肺蘇生法などの知識は定期的に学んでいきたいですね。何歳になっても「備えは大切」です（残念ながらハイムリッヒ先生は2016年12月に永眠されました）。

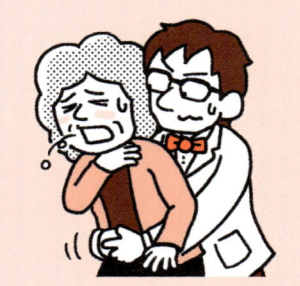

また，最近注目を浴びている用語に「フレイル」があります。「フレイル」とは，健常な状態と要介護状態の中間の状態として考えられています。フレイルの状態の方は，健常の人に比べて，要介護状態に至る危険性が高いだけではなく生命予後が悪く，複数の疾患をもちポリファーマシーとなっていることが多いといわれています。最も一般的な定義は，2001年にFriedらにより提唱されたもので，①体重減少，②歩行速度の低下，③握力の低下，④疲れやすい，⑤身体活動レベルの低下――の5項目のうち，3項目以上を満たすものとされています[3]。

薬局長：老年症候群のなかでも，日常的によく遭遇する「転倒」についてみんなで考えてみましょう。

研修医：そういえば先日も救急外来に自宅で転倒されて，大腿骨頸部骨折を受傷された患者さんが搬送されました。

指導医：欧米からの報告ですが，65歳以上の高齢者の約3割以上が転倒を経験していて，そのうち1割が骨折や脳挫傷などの重篤な外傷を認めたそうです。では転倒のリスクとしてどのようなものが考えられますか？

研修薬剤師：例えば立ち上がるときなどにふらつきの原因になるような薬などを内服していると転倒しやすくなると思います。降圧薬とか利尿薬などでしょうか。症例のKさんも降圧薬や利尿薬を内服しているので注意が必要ですね。

研修医：白内障などがあって視力低下があると転びやすいですよね。筋力低下や末梢神経障害なども考えられると思います。

薬局長：お～すばらしい。加齢によって転倒しやすい状態となっているところに，何かしらのきっかけによって転倒してしまいます。ポリファーマシーも気をつけないといけない転倒リスクの一つになります。

研修薬剤師：転倒されてから，どんどん元気がなくなっていく高齢の方は多いですよね。

指導医：そうですね。一度転倒してしまうと，また転倒してしまうのではないかという恐怖感が強くなり活動度が下がります。その結果，残念ながらADLが低下し，抑うつ状態となり施設に入所される方もいますね。

研修医：転倒しないようにするにはどうすればいいんでしょうか？

指導医：そうですね。転倒予防は以前から活発に議論されています。適切な評価を行い問題となっている部分に介入を行っていきます。介入がなかなか難しいものも多いですが，内服薬の調整，視力・聴力の矯正，環境整備などは医師・薬剤師が関わっていきやすい部分ですので積極的に介入していきましょう。

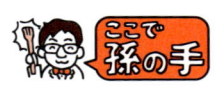 **老年症候群の代表的な症状**

老年症候群の代表的な症状とポリファーマシーの関連についてまとめていきます。

1. せん妄

せん妄には「意識混濁を背景に注意力，見当識，認知機能，判断力が一過性に障害される病態」という難しい定義があります。簡単にいうと「普通に会話をしていた高齢者が，急におかしくなった，会話が噛み合わない」といったことをイメージしてください。せん妄の原因は他の老年症候群と同様，高リスク状態に何らかの引き金因子が加わることで発症すると考えられています。高リスク状態の原因としては，脳の機能低下があること，多くの持病や服用薬，視力や聴力障害，日常生活動作に介助を要している状態などがあります。ポリファーマシーによるせん妄の相対リスクは2.9と報告されています[4]。代表的な薬剤としては，抗てんかん薬，抗ヒスタミン薬，H_2受容体拮抗薬などがあり注意が必要です（第12回せん妄の症例参照）。

2. 転　倒

高齢者の転倒は，さまざまな要因が重なり生じます（図2）[5]。転倒は感染症や不整脈などの急性期疾患の初期症状にもなり，また慢性疾患（パーキンソン病，認知症，糖尿病性神経障害など）が原因で転倒することもあります。そしてポリファーマシーと転倒リスク上昇は関連があるといわれています。高齢外来患者の調査では，5剤以上のポリファーマシーによって転倒リスクが上昇す

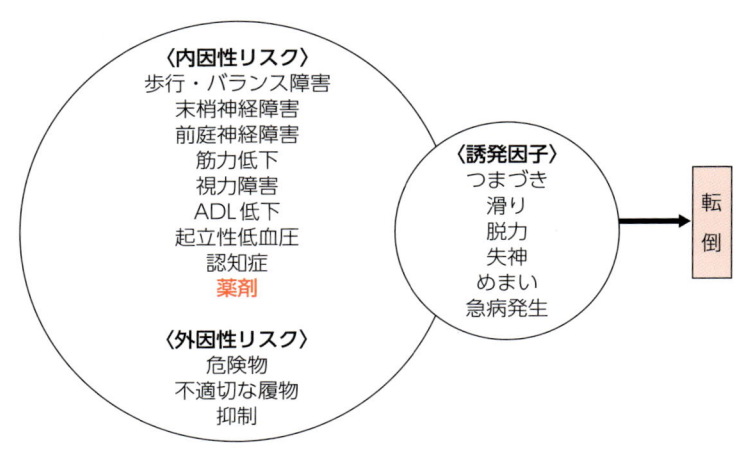

図2　転倒に影響を与える因子と機序

〔Rubenstein LZ, et al：Med Clin North Am, 90：807, 2006より〕

▶ コラム：　Tai Chi（太極拳）

　転倒予防のためさまざまな取り組みがなされており，多くの職種が関わった総合的な転倒防止プログラムなどが効果をあげています。そして最近注目されているのが「太極拳」による転倒予防です。太極拳といわれても，なんか中国などで早朝に公園で練習している風景がなんとなく浮かぶ程度でしょうか。ちなみに私は太極拳を行ったことはありません（スイマセン…）。ただ転倒予防に関する報告や太極拳の効果を調査した介入研究の結果では，転倒回数や転倒に伴う外傷を減らしたという結果でした[11),12)]。太極拳でみられるような片足立ちや横への重心移動などが有効ではないかと考えられています。1人で太極拳を始めるにはなかなかハードルが高いですよね。福島県喜多方市は「太極拳のまち」宣言をして自治体単位で太極拳を推奨しています。すばらしいですね。太極拳を行うことで転倒する高齢者の方がいなくなるわけではないですが，多職種そして地域で取り組んでいくことはやはり大切だと思います。

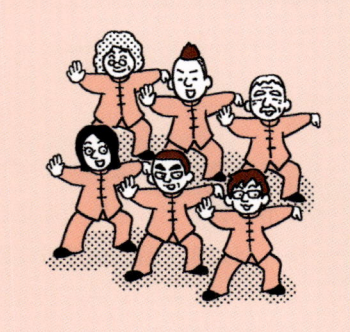

ると報告されています[6]。また，転倒リスクを増加させる薬剤をまとめて FRIDs（fall-risk-increasing drugs）とよぶことがあります。鎮静薬，抗うつ薬，抗精神病薬，ベンゾジアゼピン系薬，降圧薬，抗コリン薬，抗てんかん薬，オピオイドなどがそれに該当します[7],[8]。

3. 栄養障害

　高齢者では，嚥下障害や口腔内の問題，認知症による意欲低下などによって栄養障害が起きますが，ポリファーマシーの要因も考慮する必要があります。薬剤数が多くなると食物繊維・脂溶性ビタミン・ミネラルの摂取が不足し，逆にコレステロール・糖分・ナトリウムの摂取が増加するという報告があります[9]。また0〜5剤内服と10剤以上内服を比較し，10剤以上の内服によって栄養状態の低下や機能的能力の低下を認めます[10]。

⌂Takehome message

- 老年症候群とポリファーマシーは密接に関係している。
- 高齢者の転倒は一大事。
- 多職種で，地域全体で支え合う環境作りが必要。

【引用文献】
1) 大蔵　暢：「老年症候群」の診察室；超高齢化社会を生きる．朝日新聞出版，2013
2) Ferrucci L, et al：Frailty as a nexus between the biology of aging, environmental conditions and clinical geriatrics. Public Health Reviews, 32：475-488, 2010
3) Fried LP, et al：Frailty in older adults evidence for a phenotype. J Gerontol A Biol Sci Med Sci, 56：M146-M156, 2001
4) Inouye SK, et al：Delirium in elderly people. Lancet, 383（9920）：911-922, 2014
5) Rubenstein LZ, et al：Falls and their prevention in elderly people：What does the evidence show? Med Clin North Am, 90：807, 2006
6) Kojima T, et al：Polypharmacy as a risk for fall occurrence in geriatric outpatients. Geriatr Gerontol Int, 12：425-430, 2012
7) Woolcott JC, et al：Meta-analysis of the impact of 9 medication classes on falls in elderly persons. Arch Intern Med, 169：1952-1960, 2009
8) Kragh Ekstam A, et al：Do fall-risk-increasing drugs have an impact on mortality in older hip fracture patients? A population-based cohort study. Clin Interv Aging, 11：489-496, 2016

9) Heuberger RA, et al：Polypharmacy and nutritional status in older adults. DrugsAging, 28：315-323, 2011
10) Jyrkkä J, et al：Association of polypharmacy with nutritional status, functional ability and cognitive capacity over a three-year period in an elderly population. Pharmacoepidemiol Drug Saf, 20：514-522, 2011
11) Hwang HF, et al：Effects of home-based Tai Chi and lower extremity training and self-practice on falls and functional outcomes in older fallers from the emergency department-A randomized controlled trial. J Am Geriatr Soc, 64：518-525, 2016
12) Gillespie LD, et al：Interventions for preventing falls in older people living in the community. Cochrane Database Syst Rev, 12：CD007146, 2012

ポリファーマシーのときに
気をつけたい薬の組み合わせ
――処方カスケードに御用心

　第4回は，ポリファーマシーと老年症候群について学びました。第5回はポリファーマシーのときに気をつけたい薬の組み合わせと処方カスケード（後述）について考えていこうと思います。それでは孫の手を用意して，楽しく学んでいきましょう！！

●前回のおさらい

　まず第4回目の最重要点を振り返ってみます。
・老年症候群とポリファーマシーは密接に関係している。
・高齢者の転倒は一大事。
・多職種で地域全体で支え合う環境作りが必要。

＊　　＊　　＊

指導医：では今回も症例のKさんについてみんなで考えていきましょう。薬を処方していたそれぞれの病院や診療科からの診療情報提供書をみてみました。当院来院2カ月前から下腿浮腫が増悪し，A大学病院循環器内科から利尿薬が増量となりました。しかし，その後利尿薬による低カリウム血症を認めるようになりカリウム製剤の内服が開始になったそうです。

研修医：心不全が悪くなったせいで下腿浮腫が悪くなったのでしょうか？

研修薬剤師：薬の飲み忘れなどがあると，病状が悪化すると思いますが…。

薬局長：そうですね。ただKさんは処方されていた薬はしっかり内服していたそうです。実は当院来院5カ月前に腰痛症状が悪化してしまいC整形外科クリニックから現在の薬が処方されるようになったそうです。それまでは湿布薬だけで腰痛は安定していました。

研修医：ん〜，その薬のせいで浮腫が増悪したと考えることができるかもしれません。

 研修薬剤師：NSAIDsや漢方薬で浮腫が出現することは聞いたことがあります。

 指導医：そうですね。今回の下腿浮腫が増悪した原因はそれらの薬による影響が考えられますね。残念ながら，循環器科の先生はNSAIDsや漢方薬が処方されていたという事実は知らなかったそうです。患者さんもまさかそのような薬が原因とは思わないですから，診察のときに薬のことは言わないでしょう。

 薬局長：疾患が増えることで内服薬が増えるのはある程度仕方がないことですが，薬剤の副作用に対して不適切に新規薬剤が開始または増量されポリファーマシーとなってしまうことがあります。そのような流れを処方カスケード（prescribing cascade）とよんでいます。

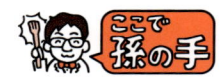

処方カスケード

　皆さん，カスケード（cascade）と聞いて何を思い浮かべますか？　カスケードとは何段も連なった小さな滝のことをいい，それが転じて連鎖的あるいは段階的に物事が生じる様子を表すことがあります。処方カスケードとは，内服中の薬剤による有害事象の症状を新たな問題と誤認して，その症状に対してさらに他の薬剤を処方してしまうことを指します[1]。処方カスケードは，ポリファーマシーを引き起こす要因の一つと考えられています[2]。処方カスケードの存在を意識しておかないと発見することは簡単ではなく，しばしば長い経過をたどって深刻な問題を引き起こしてしまいます。

　例えば，高血圧に対してACE阻害薬を内服している高齢患者さんを考えてみましょう[3]。その方に乾性咳嗽が出現し，対症的にコデインが含まれている鎮咳薬が処方されます。しかし改善がないためレボフロキサシンが追加され，その後から下痢症状が出現しせん妄も

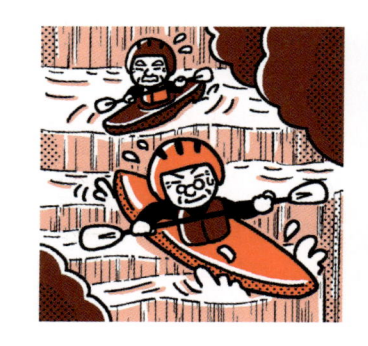

認めるため入院となります。下痢の原因は*Clostridium difficile*関連腸炎と診断されメトロニダゾール内服で改善しました。せん妄はコデイン内服と下痢による脱水が原因と推測されました。老年科の医師の提案で，咳嗽の原因としてACE阻害薬の副作用が考えらえるため中止となり，咳嗽の改善を認めたという典型的な処方カスケードの例です（図1）[3]。他にも注意したい処方カスケードをまとめてみました（表1）[4]。

　では処方カスケードを防ぐにはどうしたらよいでしょうか？　昔から救急外来では「女性をみたら妊娠を疑え」という格言があります。常に妊娠の可能性を考えておかないと痛い目にあうからです。そして高齢者を診療するときには，「高齢者をみたら薬の副作用を疑え」と考える必要があります。高齢者のさまざまな訴えが，薬の副作用が原因ではないか常に考えていくことが処方カスケードを防ぐために重要になります。

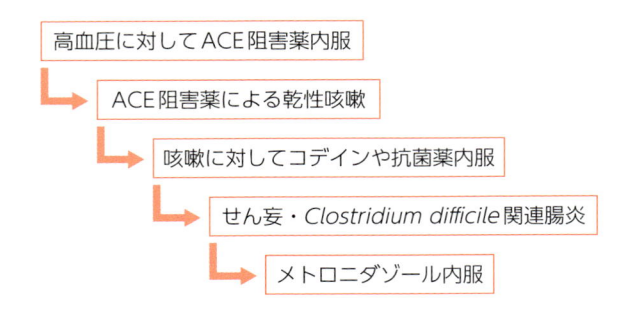

図1　処方カスケードの具体例

〔Liu PT, et al：Geriatr Gerontol Int, 9：402-404, 2009より〕

表1　処方カスケードの具体例

- コリンエステラーゼ阻害薬→嘔気→制吐薬→錐体外路症状→L-dopa
- NSAIDs→高血圧→カルシウム拮抗薬→浮腫→利尿薬
- 抗ヒスタミン薬→認知症状→コリンエステラーゼ阻害薬→尿失禁→抗コリン薬
- サイアザイド系利尿薬→高尿酸血症→尿酸降下薬→発疹→ステロイド
- カルシウム拮抗薬→便秘→マグネシウム製剤→高マグネシウム血症による嘔気→制吐薬
- コリンエステラーゼ阻害薬→徐脈→PDE3阻害薬→頭痛→NSAIDs
- 甘草含有の漢方薬→浮腫→利尿薬→低カリウム血症→カリウム製剤

〔Kalisch LM, et al：Aust Prescr 34：162-166, 2011より〕

　腎機能が低下している症例では腎排泄型薬物の減量または投与間隔の延長が必要です。患者さんの腎機能を正しく評価することは，薬物適正使用において非常に重要です。腎機能を評価する一般的な指標の推算クレアチニンクリアランス（Ccr），推算糸球体濾過量（eGFR）には以下の式が使われています（詳細な腎機能評価の原理については成書を参照ください）。

Cockcroft-Gault式[5]
推算Ccr（mL/分）＝（140−年齢）×体重（kg）÷（72×血清Cr値）
女性は上記の値に0.85を乗ずる

日本腎臓学会のGFR推算式[6]
標準化eGFR（mL/分/1.73m^2）＝194×血清Cr−1.094×年齢−0.287
女性は上記の値に0.739を乗ずる
個別eGFR（mL/分）＝標準化eGFR×体表面積÷1.73

　例えば年齢89歳女性，身長149cm，体重30kg，血清クレアチニン0.41mg/dLの患者さんを考えてみましょう。それぞれの推算式で計算してみると標準化eGFR（mL/分/1.73m^2）は104.8，患者体表面積（1.09m^2）で計算した個別eGFRは69.5になります。Cockcroft-Gault式でのCcr（mL/分）は44.1となります。それぞれの推算式でかなり値に違いがでるのがわかります。この症例のように標準の体格（身長170cm，体重63kgで体表面積1.73m^2）から大きく離れる場合には標準化eGFRは薬物投与設計には使えません。血液検査結果によく記載されているeGFRは標準化eGFRのことが多く，その値から薬物投与量を調整してしまうと副作用を認めてしまう可能性が高くなります。

　またどちらの式も血清クレアチニン値をもとにしており，虚弱高齢者の場合には十分注意が必要です。「腎機能がよくて血清クレアチニン値が低いのか？　実際は腎機能低下があるのに，栄養状態が悪いため血清クレアチニン値が低いのか？」を判断するために，患者さんの体格や活動度を自分の目でみて評価する必要があります。

薬局長：薬の副作用を疑う気をつけたいキーワードがあるのですが，皆さん何か思いつきますか？　例えば「風邪薬を飲むようになってから～」というキーワードで考えられる薬の内容や，それによって起こる副作用や薬物相互作用はどのようなものがありますか？

研修医：風邪薬といってもいろいろありますよね。OTCもいろいろあるし，病院で処方される薬もさまざまだと思います。そういえば，先日救急外来で風邪薬を内服してから，尿の出が悪くなったと受診された高齢の男性の方がいました。

指導医：なるほど。おそらくその方はもともと前立腺肥大があったところに，風邪薬に入っている抗ヒスタミン薬による抗コリン作用で尿閉になってしまった可能性がありますね。

研修薬剤師：あとは，病院や診療所で風邪薬といって処方された薬のなかに抗菌薬が入っていることがあると思います。抗菌薬と相性の悪い薬を内服していたりするとよくないですよね。

薬局長：そうですね。例えば薬物相互作用で気をつけたい薬の代表として，ワルファリンがあると思います。ワルファリンを内服している方に風邪薬が処方され，そのなかに例えばニューキノロン系の抗菌薬などがあるとします。その場合，ワルファリンの作用が増強され出血傾向が強くなることがありますね。

指導医：そもそも風邪の方に抗菌薬は基本的には必要ないですが…。

研修医：内服している薬をしっかり把握できていない状況で，安易に総合感冒薬や抗菌薬を処方するのは危険ですね。

研修薬剤師：症例のKさんも「整形外科で新しく薬が処方されてから～」といったキーワードからいろいろ考えることができますね。

指導医：そうですね。こういったキーワードと薬の組み合わせを考えることで，患者さんのちょっとした変化に気づくことができ，適切なタイミングで患者さんに介入できると思います。また気をつけたい薬の組み合わせもしっかり頭に入れて診療していきたいですね。

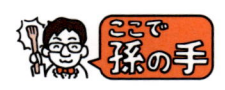

気をつけたいキーワード

　ではここでは，くすりの副作用を疑うキーワードをみんなで考えていきたいと思います。例えば「入院をしてから〜」というキーワードで考えてみましょう。入院後に血圧がいつもの値より低めになる患者さんは多いと思います。自宅では血圧の薬を飲んだり飲まなかったりという状態だったのが，入院をして薬が管理されて忘れずに内服することになります。そのため予想以上に血圧が下がり，気分不快やふらつきの原因になります。血糖降下薬も入院後忘れずに内服することで，低血糖を引き起こしてしまう危険性があり注意が必要ですね。

　また虚弱の進んだ高齢者では，急性疾患や入院合併症によって体力・機能低下が進み，長期間の回復過程を経ても入院前のレベルまで戻らないことが多いといわれています。入院関連機能障害とよばれていて，第4回にでてきた「老年症候群」の一つにあげられています[7]。入院中に患者さんの状態を適宜評価せずに漫然と入院前の内服薬を継続していると，薬物有害事象を認めてしまいます。また，患者さんから「実は先月○○病院に入院していました。」と教えてもらっ

たときに，薬の内容を確認するとともに，患者さんの基本的日常生活動作（Basic ADL）などの変化がないか聴取することも大切になります。気をつけたい薬物副作用を疑うキーワードをまとめてみます（表2）[8]。患者さんとしっかりコミュニケーションをとることで，気をつけたいキーワードを聞き出すことができるでしょう。

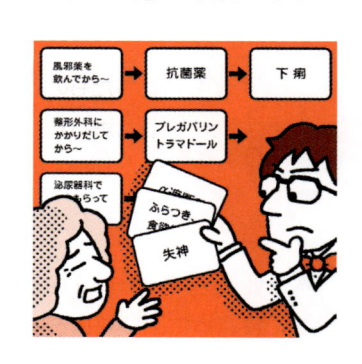

表2　薬の副作用を疑うキーワード

「風邪薬を飲んでから〜」	→抗菌薬	→下痢
「整形外科にかかりだしてから〜」	→プレガバリン，トラマドール	→ふらつき，食欲低下
「泌尿器科で薬をもらってから〜」	→α遮断薬	→失神
「皮膚科にかかりだしてから〜」	→抗ヒスタミン薬	→尿閉
「耳鼻咽喉科にかかりだしてから〜」	→抗ヒスタミン薬	→認知症
「老人ホームに入ってから〜」	→薬の飲み忘れがなくなり副作用出現	→低血圧，低血糖など
「転院してから〜」	→転院時の処方ミス，コミュニケーション不足	

〔寺沢秀一，他：研修医当直御法度 第6版 ピットフォールとエッセンシャルズ．三輪書店，2016より〕

▶ コラム：　患者さんに自分はどうみえている？

　突然ですが，皆さんはどのような服装で仕事をしていますか？　薬剤師さんであれば，白衣を着ている方が多いという印象があります。私自身は，勤務中は紺色のスクラブを着ていることが多いです〔実はこの書籍のイラストのような白衣に蝶ネクタイではないです…（笑）〕。白衣やスクラブを販売している会社のホームページをみると，実にさまざまな色や形のものがあります。職種や診療科でユニフォームを揃えると格好良くみえることもありますね。

　患者さんの医師の服装に対する認識調査をご紹介します。皮膚科の患者さん255人を対象とした調査があり，対象者にスーツ，白衣，手術衣，カジュアルな服装の4つの写真を見てもらい「もっとも信頼できるのは？」，「皮膚がんを切除してもらうならば？」といった質問をし，どれが好ましいか答えてもらいました。結果としては，好ましい服装の割合は白衣（73％），手術衣（19％），スーツ（6％），カジュアルな服装（2％）であり，やはり白衣を好む患者さんが多い結果でした[9]。

　またカナダの3つのICUで，患者さんのご家族にICUの医師の服装についてどう思うか調査したものがあります[10]。337人が参加し，ご家族の医師に対する印象として重要と思われる10個の因子（年齢，性別，人種，ピアス，名札，タトゥーなど）に点数をつけてもらい，また前述の調査と同じように4つの服装の写真を見てどの服装が好ましいか答えてもらいました。医師に初めて会ったときに重要だと思う因子としては，見やすい名札（77％），きちんとした身だしなみ（65％），医師らしい服装（59％）がトップ3でした。写真から服装を選ぶ結果としては，白衣（52％），スクラブ（24％），スーツ（13％），カジュアルな服装（11％）でした。白衣以外にも，きれいで読みやすい名札も重要なのかもしれませんね。

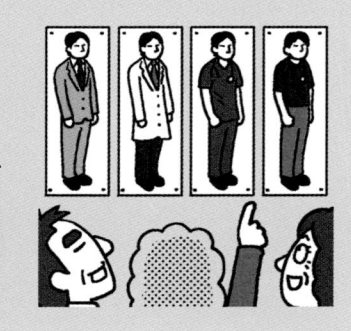

　「外見は内面の一番外側」ともいわれることがあります。始めてお会いする患者さんやその家族と良好な関係を構築するうえでも，自分自身の服装には十分気をつけていきたいものですね。

🏠 Takehome message

- 処方カスケードが起きていないか注意する。
- 薬の副作用を疑うキーワードに敏感になる。
- いま一度，自分の外見・服装を意識してみる。

【参考文献】

1) Rochon PA, et al：Optimising drug treatment for elderly people：the prescribing cascade. BMJ, 315：1096-1099, 1997
2) Hovstadius B, et al：Factors leading to excessive polypharmacy. Clin Geriatr Med, 28：159-172, 2012
3) Liu PT, et al：Prescribing cascade in an 80-year-old Japanese immigrant. Geriatr Gerontol Int, 9：402-404, 2009
4) Kalisch LM, et al：The prescribing cascade. Aust Prescr 34：162-166, 2011
5) Cockcroft DW, et al：Prediction of creatinine clearance from serum creatinine. Nephron, 16：31-41, 1976
6) Matsuo S, et al：Revised equations for estimated GFR from serum creatinine in Japan. Am J Kidney Dis, 53：982-992, 2009
7) Covinsky KE, et al：Hospitalization-associated disability："She was probably able to ambulate, but I'm not sure". JAMA, 306：1782-1793, 2011
8) 寺沢秀一, 他：研修医当直御法度 第6版 ピットフォールとエッセンシャルズ. 三輪書店, 2016
9) Fox JD, et al：Patient preference in dermatologist attire in the medical, surgical, and wound care settings. JAMA Dermatol, 152：913-919, 2016
10) Au S, et al：Physician attire in the intensive care unit and patient family perceptions of physician professional characteristics. JAMA Intern Med, 173：465-467, 2013

潜在的に不適切な処方（PIMs）をみつけるツール

──Beers criteriaやSTOPP/START criteriaを知っていますか？

　第5回では，ポリファーマシーのときに気をつけたい薬の組み合わせや処方カスケードについて学びました。第6回はPIMsをみつけるツールについて考えていこうと思います。それでは孫の手を用意して，みんなで楽しく学んでいきましょう！！

●前回のおさらい

　まず第5回の最重要点を振り返ってみます。
・処方カスケードが起きていないか注意する
・薬の副作用を疑うキーワードに敏感になる
・今一度，自分の外見・服装を意識してみる

＊　　＊　　＊

　指導医：では今回も症例としてKさんについてみんなで考えていきましょう。Kさんの処方薬のなかで，このまま処方を継続すると有害事象を引き起こす可能性がある薬はありますか？

　研修医：う〜ん。例えば糖尿病の薬のアマリール®（グリメピリド）は低血糖の危険性があるので気をつけたい薬だと思います。先日，低血糖は高血糖よりも気をつけなければならないと内科の先生に教えてもらいました。

　研修薬剤師：私はレンドルミン®（ブロチゾラム）が気になります。高齢者は薬が効きすぎて過鎮静になり，転倒しやすくなることがあります。

　指導医：認知症に対して抗精神病薬を使うときも注意が必要です。セロクエル®（クエチアピン）がありますが，糖尿病がある患者さんには高血糖のリスクがあるため禁忌になっていますね。

薬局長：そうですね。以前，潜在的に不適切な処方（PIMs）について説明しました。復習すると，PIMsは「まだ有害事象を引き起こしていないもののこのまま処方を継続すると今後有害事象を引き起こす可能性が高いもの」と考えられています。高齢者の薬物治療において，このPIMsをスクリーニングするツールが複数開発されています。

研修医：たしか飲み物の名前がついていたような…。

指導医：Beersですか？

研修医：そうそう。僕の大好きな「ビール」です！！

研修薬剤師：はぁ～，もう少し勉強してから飲みにいきましょうね（怒）。

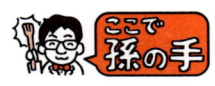 ## いろいろなクライテリアを使ってみよう

　PIMsを選別するためのスクリーニングツールが数多く発表されています。その代表的なものを具体的に説明します。

1. Beers criteria[1]

　米国の老年医学専門医であるMark H. Beers先生が1991年に発表した不適切処方を検出するためのクライテリアです。ポリファーマシーを語るうえでまず押さえておくべきクライテリアです。初版は介護施設入所者を対象に薬剤がリストアップされていましたが，1997年の改訂で65歳以上の高齢者に対象が拡大されました。最新版は2015年に発表されています。高齢者へのPIMs，疾患別に使用を避けたほうがよい薬剤，薬物相互作用のため避けたほうがよい薬剤，腎機能低下時に注意すべき薬剤などがまとまっています。リストがやや膨大であり現場ですぐに使えるかといった点に課題があります。

2. STOPP/START criteria[2]

　2008年にアイルランドの専門家が先導して作成したのがSTOPP/START

criteriaです。これは，Screening Tool of Older Person's Prescriptions（STOPP）とScreening Tool to Alert doctors to Right Treatment（START）の2つのクライテリアで構成されており，高齢者に避けるべき薬剤だけでなく，使用すべき薬剤についてもリストになっているのが特徴的です。最新版は2015年に発表されており，STOPPに含まれる薬剤は全80種類，STARTに含まれる薬剤は全34種類あります。他のスクリーニングツールよりもPIMsの検出感度が良いという報告もあります[3]。

3.　高齢者の安全な薬物療法ガイドライン[4]

　日本老年医学会の老人医療委員会のワーキンググループと厚生労働省の研究班メンバーとで2005年に作成され，2015年に全面改訂されました。改訂版では29種類が高齢者に対して特に慎重な投与を要する薬剤，8種類が開始を考慮すべき薬剤として分類されています。総論部分は無料でダウンロードができます。

　ここでは，SU薬，ベンゾジアゼピン系薬がそれぞれのクライテリアでどのように記載されているかみてみましょう（表1）。症例のKさんに処方されている薬のなかで，PIMsに関するクライテリアにあてはまる薬としては，アリセプト®（ドネペジル），ハルナール®（タムスロシン），セレコックス®（セレコキシブ）なども考えられます。

　これらのクライテリアは，薬剤名とその理由が明示的に示されておりExplicit criteria（明示的なクライテリア）といわれることもあります。適切/不適切を2値的に判断しやすいと考えられます。欠点としては，個々の患者さんの背景や好みなどは考慮されていないこと，定期的なupdateが必要なこと，それぞれの国の実情にあわせた適用が必要であることなどが考えられます。

　また，個々の薬剤の適切性を網羅的に評価できるImplicit criteria（黙示的なクライテリア）も使用されています。あらゆる薬剤に適用可能であることや，適切性の程度を把握できるといった利点があります。一方，評価に時間がかかること，信頼性が低いなどといった欠点があります。Implicit criteriaとしてよく用いられるMAI（Medication Appropriation Index）を紹介します（表2）[5]。10項目の適切性を評価する質問に対してスコアをつけていく方法です。高得点ほど不適切であるとされています。

表1　SU薬，ベンゾジアゼピン系薬のクライテリアごとの記載

SU薬	
Beers criteria	65歳以上の高齢者において，重症低血糖リスクがあるため使用を避ける〔glyburide（グリベンクラミド），クロルプロパミド〕
STOPP criteria	65歳以上の高齢者において，2型糖尿病患者に対する長時間作用型のSU薬（グリベンクラミド，クロルプロパミド，グリメピリド）は低血糖リスクがあるため推奨されない。
日本老年医学会のガイドライン	75歳以上および75歳未満でもフレイル〜要介護状態の高齢者において，低血糖リスクがあるため可能であれば使用を控える。代替薬として，DPP-4阻害薬を考慮する。
ベンゾジアゼピン系薬	
Beers criteria	65歳以上の高齢者はすべてのベンゾジアゼピン系薬に対して，感受性が高まり代謝・排泄が遅延する。認知機能低下・せん妄・転倒・骨折・交通事故の危険がある。
STOPP criteria	65歳以上の高齢者において，4週間以上のベンゾジアゼピン系薬使用は，過鎮静・錯乱・ふらつき・転倒・交通事故のリスクがある。4週以上使用されているベンゾジアゼピン系薬は，突然中止すると離脱症状の危険があるため徐々に減薬をする。 急性または慢性の呼吸不全患者に対するベンゾジアゼピン系薬は，呼吸不全悪化の危険がある。
日本老年医学会のガイドライン	75歳以上および75歳未満でもフレイル〜要介護状態の高齢者において，過鎮静・認知機能低下・せん妄・転倒や骨折・運動機能低下を認めるため推奨されない。長時間作用型は使用するべきではない。使用する場合は最低必要量をできるだけ短期間使用とする。

薬局長：投与されるべき薬剤の不使用（アンダーユーズ）についても考えてみましょう。

研修医：こんなに薬が処方されていれば，追加で処方すべき薬はもうないと思いますが…。

指導医：ポリファーマシーとアンダーユーズには相関関係があると以前勉強しましたね。薬剤数に比例してアンダーユーズの比率が高まる結果でした[6]。

薬局長：アンダーユーズのクライテリアとしては，「START criteria」や日本老年医学会のガイドラインにある「開始を考慮するべき薬物のリスト」が参考になります。

表2　MAI

質問	スコア
1. その薬は適応があるか？	3
2. その状態に薬物療法は効果的か？	3
3. 用量は正しいか？	2
4. 指示は正しいか？	2
5. 指示は実用的か？	2
6. 臨床的に有意な薬剤間相互作用はないか？	2
7. 臨床的に有意な薬剤病態相互作用はないか？	1
8. 他の薬剤との不必要な重複はないか？	1
9. 治療期間は許容できるか？	1
10. この薬剤は他の同効薬と比べて安価か？	1

〔Hanlon JT, et al：J Clin Epidemiol, 45：1045-1051, 1992 より〕

 研修薬剤師：START criteriaをみてみると，症例のKさんであれば心筋梗塞後で慢性心不全もあるので，スタチンやβ遮断薬の投与などが当てはまるのでしょうか？

 指導医：そうですね。ただA大学病院の先生は何かしらの理由があって処方していなかった可能性もありますね。まずは患者さん，その家族，そして周囲の医療者の話をよく聞いてみることが大切ですね。

 研修医：ワクチンについても記載があるのですね。

 指導医：忘れがちな部分ですが大切ですね。

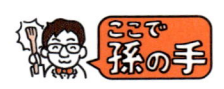 **アンダーユーズをみつけてみよう**

　ここではSTART criteriaの全容をお示しします（表3）。ちなみに日本老年医学会のガイドラインには全8種類があげられています（ワクチン，レボドパ，スタチンなど）。処方を減らすことばかりに注目してしまうと，治療すべきなのにされていないアンダーユーズを見逃してしまうことがあります。このような

表3　START criteria

心血管系	①慢性心房細動へのビタミンK拮抗薬（ワルファリン），直接トロンビン阻害薬，Xa阻害薬
	②慢性心房細動へのアスピリン（上記薬剤が禁忌の場合）
	③冠動脈疾患，脳血管疾患，末梢動脈疾患既往への抗血小板薬（アスピリン，クロピドグレル，プラスグレル，チカグレロル）
	④血圧160/90 mmHg以上，糖尿病患者では140/90 mmHg以上での降圧薬
	⑤冠動脈疾患，脳血管疾患，末梢動脈疾患既往へのスタチン（終末期や85歳以上ではない場合）
	⑥収縮不全型心不全，冠動脈疾患へのACE阻害薬
	⑦虚血性心疾患へのβ遮断薬
	⑧収縮不全型慢性心不全へのβ遮断薬（ビソプロロール，メトプロロール，カルベジロール，nebivolol）
呼吸器系	⑨軽症〜中等症喘息，COPD（慢性閉塞性肺疾患）へのβ_2刺激薬，抗コリン薬の定期吸入
	⑩中等症〜重症喘息，COPDへの吸入ステロイド（%FEV_1<50%，急性増悪を繰り返す場合）
	⑪慢性低酸素血症（PaO_2<60 mmHgかSpO_2<89%）への在宅酸素療法
中枢神経・眼科系	⑫機能低下/障害を伴うパーキンソン病へのレボドパ，ドパミンアゴニスト
	⑬大うつ症状への三環系以外の抗うつ薬
	⑭軽症〜中等症アルツハイマー病，レビー小体型認知症へのコリンエステラーゼ阻害薬（ドネペジル，リバスチグミン，ガランタミン，レビー小体型認知症は特にリバスチグミン）
	⑮開放隅角緑内障へのプロスタグランジン製剤，β遮断薬点眼
	⑯重度の不安障害へのSSRI（禁忌の場合はSNRI，プレガバリン）
	⑰鉄欠乏や重度腎障害が除外されたレストレスレッグス症候群へのドパミンアゴニスト
消化器系	⑱重度の胃食道逆流症，それに伴う拡張を要するような食道狭窄へのPPI
	⑲便秘を伴う大腸憩室症への食物繊維サプリメント
筋骨格系	⑳活動性があり機能異常を伴うリウマチ疾患への抗リウマチ薬（DMARDs）
	㉑長期全身ステロイド投与患者へのビスホスホネート，ビタミンD，カルシウム
	㉒骨粗鬆症（脆弱性骨折既往，Tスコア<−2.5）へのビタミンD，カルシウムサプリメント
	㉓骨粗鬆症への骨吸収抑制薬/骨形成促進薬
	㉔骨減少症（Tスコアー1.0〜−2.5）へのビタミンDサプリメント
	㉕痛風発作既往へのアロプリノール，フェキソフェナジン
	㉖メトトレキサート内服患者への葉酸サプリメント

内分泌系	㉗腎症（蛋白尿，微量アルブミン尿）を伴う糖尿患者へのACE阻害薬か，ARB（ACE阻害薬に忍容性がない場合）
泌尿器系	㉘手術適応とならず，症状のある前立腺肥大症へのα_1遮断薬 ㉙手術適応とならず，症状のある前立腺肥大症への5α還元酵素阻害薬 ㉚症状のある萎縮性腟炎への局所エストロゲン製剤（ペッサリーを含む）
鎮痛系	㉛アセトアミノフェン，NSAIDs弱オピオイドでコントロール困難な疼痛に対する強オピオイド ㉜オピオイド使用中患者への下剤
ワクチン	㉝年1回のインフルエンザワクチン ㉞65歳以上での，少なくとも1回の肺炎球菌ワクチン

▶ コラム： とりあえず○○！！

　皆さんは飲み会の席で「飲み物は何にしますか？」と聞かれたら，「とりあえずビールで！！」と答えることが多いでしょうか？　私は，昔からビールが大好きなので「とりあえずビールで！！」が口癖です（笑）。

　新明解国語辞典第7版では，「とりあえず」は「取るべきものも取らずに」の意味となり，「本格的な処置は後のこととして当面その場でできる範囲で緊急の事態に対処する様子」とされています。救急外来で骨折している患者さんに「とりあえず今日はシーネ固定をしています。明日整形外科外来を受診して今後の治療について相談してください」と説明することがあり，「とりあえず」の使い方としては正しいかと思います。しかし「とりあえずビール」の「とりあえず」には，「考えるのが面倒だから，定番のビールでいいよ」という投げやりな感じや，「今日ずっと飲みたいと思っていたのだから，一秒でも早くビールを出して！！」といった前のめりな感じも表しているかもしれません。

　原因がはっきりしない痛みやしびれなどを訴える患者さんに「とりあえず○○を出しておきますね」と言って診察を終えることがあります。自戒を込めて，この「とりあえず」が「考えるのが面倒だから薬を処方しておく」といったことにならないように気をつけたいですね。

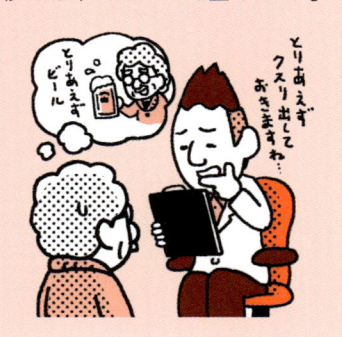

クライテリアを参考にしていくのは一つの方法だと思います。しかしアンダーユーズを減らすことがどの程度患者さんの予後を改善するかはまだはっきりわかっていない部分があります。アンダーユーズを見つけたときに，その薬が処方されなかった経緯なども考慮していかないといけません。無用なトラブルを生むことがあるので処方医に可能な限り確認すべきです。また患者さんの余命やADLなどから期待される効果が低い場合には，慎重に対応しましょう。

　今回ご紹介したクライテリアを実際の患者さんに使ってみることで，クライテリアの長所・短所が少しずつわかってくると思います。またクライテリアで不適切だからと一方的に医療者側の考えを押しつけるのではなく，患者さんの思いを傾聴し少しずつお互いに満足のいく処方に近づけていく努力が必要です。

> ▶ コラム： **クライテリアの限界**

　では実際にクライテリアを使用し介入することで，臨床的に重要なアウトカムが改善するのでしょうか？　STOPP/START criteriaで処方整理を行った効果についてのシステマティックレビューでは，「転倒」,「せん妄」,「入院期間」,「受診」,「薬剤費」の減少は認めましたが，「QOL」と「死亡」は改善していなかったと報告されています[7]。スクリーニングツールを使用し，PIMsへ介入することで患者さんにとって切実なアウトカム（QOLや死亡など）が改善するのか，今後さらなる検討が期待されます。またオランダの65歳以上の高齢者調査では，同定された薬剤関連問題1,656件のうち，STOPP/START criteriaと関係のない問題が81％（1,348件）を占めていたと報告しています[8]。

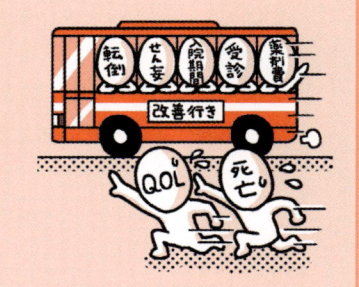

　少なくともクライテリアに該当する薬剤の使用が不適切である可能性は高いと考えることはできますが，クライテリアを満たさなければ適切な薬剤といえるものでもありません。

⌂Takehome message

- ・PIMsをみつけるクライテリアを使ってみる。
- ・クライテリアの限界を知る。
- ・「とりあえず」の意味を考えてみる。

【参考文献】
1) the American Geriatrics Society 2015 Beers Criteria Update Expert Panel：American Geriatrics Society 2015 Updated Beers Criteria for Potentially Inappropriate Medication Use in Older Adults. J Am Geriatr Soc, 63：2227-2246, 2015
2) O'Mahony D, et al：STOPP/START criteria for potentially inappropriate prescribing in older people：version 2. Age Ageing, 44：213-218, 2015
3) Hedna K, et al：Potentially inappropriate prescribing and adverse drug reactions in the elderly：a population-based study. Eur J Clin Pharmacol, 71：1525-1533, 2015
4) 日本老年医学会・編：高齢者の安全な薬物療法ガイドライン2015. メジカルビュー社, 2015
5) Hanlon JT, et al：A method for assessing drug therapy appropriateness. J Clin Epidemiol, 45：1045-1051, 1992
6) Kuijpers MA, et al：Relationship between polypharmacy and underprescribing. Br J Clin Pharmacol, 65：130-133, 2008
7) Hill-Taylor B, et al：Effectiveness of the STOPP/START（Screening Tool of Older Persons' potentially inappropriate Prescriptions/Screening Tool to Alert doctors to the Right Treatment）criteria：systematic review and meta-analysis of randomized controlled studies. J Clin Pharm Ther, 41：158-169, 2016
8) Verdoorn S, et al：Majority of drug-related problems identified during medication review are not associated with STOPP/START criteria. Eur J Clin Pharmacol, 71：1255-1262, 2015

患者さん中心のポリファーマシー対策
──木と向き合い，枝葉を整え，森を育てる：木の巻

　第6回は，PIMsを見つけるツールについて学びました。第7回からは，実際にポリファーマシーの問題を解決するためにどうすべきかをみんなで考えていこうと思います。それでは孫の手を用意して，みんなで楽しく学んでいきましょう！！

●前回のおさらい

　まず第6回の最重要点を振り返ってみます。
・PIMsを見つけるクライテリアを使ってみる。
・クライテリアの限界を知る。
・「とりあえず」の意味を考えてみる。

＊　＊　＊

指導医：症例のKさんですが，ふらつきの原因として脱水症が考えられました。高齢の奥さんと二人暮らしで不安が強いため経過観察目的で入院しました。入院後は補液を行ったところ，ふらつきは改善し活気もでてきました。

研修薬剤師：入院中だと，内服している薬の調整を行うにはいい機会になりますね。

研修医：いままで勉強してきたことを参考に，どんどん薬を減らしていきましょう！！

薬局長：お，かなり気合が入っていますね。どうしても薬の内容に注目しがちですが，薬から一歩離れて患者さんの薬に対する考えや思いを聞いてみませんか？

指導医：そうですね。Kさんと奥さんに薬について聞いてみました。

> **Kさん**：「自分がどんな薬を飲んでいるかは全然わからない。薬漬けの人生はいやだと思っている。ただ，腰痛がひどいときがあるから痛

> み止めは飲んでいたい」
>
> 奥さん：「薬の量が多くて大変だったけど，長生きしてほしいから忘れずにしっかり内服させていました。二人とも高齢で，遠方の病院に通院するのは体力的にも辛くなってきたので一つの病院でまとめて処方してもらうことはできないかと思っています。この前テレビで，認知症の薬は副作用も多いので注意しましょうといっていました。認知症の薬はこのまま続けたほうがいいのでしょうか？」
>
> Kさんと奥さんは薬のことについてこのように考えていました。

 研修医：なるほど～。患者さんやその家族の考えを把握しておかないと，良かれと思って自分たちが介入してもうまくいきませんね。

 研修薬剤師：問題点の共有が最初のステップですね。

 薬局長：皆さんすばらしいですね。単純に薬を中止することがポリファーマシー対策ではありません。患者さんや家族の考えや価値観を明らかにすることからはじめてみましょう。

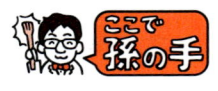 **まず患者さんを評価する**

　ポリファーマシーの患者さんに対して介入を行う場合に，処方内容を確認し薬の有用性やリスクを評価し処方の再設計を提案することは多いと思います。薬の副作用や相互作用によって患者さんに悪い影響が考えられる場合には，素早い対応が必要になることもあります。ただ，そのような場合にもまず患者さんやその家族の薬に対する思いや考えをできる限り聴取し，患者さんを包括的に評価することが大切になります。NHS（National Health Service：イギリスの国営医療サービス事業）が患者さん中心のポリファーマシー対策の方法を提示しており非常に参考になります[1]。患者さん中心のポリファーマシー対策の7つのステップですが，最初のステップとして「患者さんのニーズを評価する」ことをあげています。「患者さんや家族は薬に何を求めているのか」，「薬に対

する悩みや問題は何なのか」，「薬の見直しで何を期待しているのか」などを念頭に置き，考えや価値観を明らかにすることが大切です（図1）。

指導医：薬の調整を行ううえで，患者さんの身体・精神的機能や社会的側面を評価する必要があります。みなさん「高齢者総合機能評価」を知っていますか？

研修薬剤師：聞いたことはありますが，自分自身で評価したことはありません。

研修医：いろんな項目があって評価が大変なイメージがあります。

薬局長：そうですね。患者さん中心のポリファーマシー対策を進めるうえで，「高齢者総合機能評価」を理解し実践する，そしてそれを共有することは大切になります。みんなでじっくり学んでいきましょう。

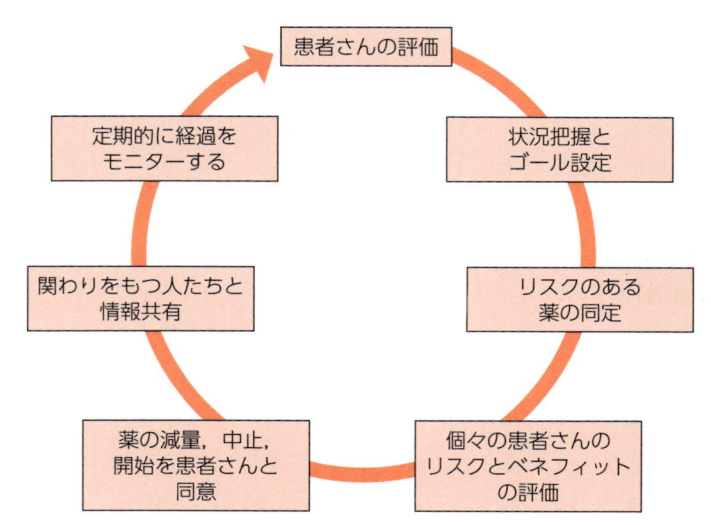

図1　患者さん中心のポリファーマシー対策：7つのステップ

〔East and South East England Specialist Pharmacy Services：Polypharmacy, oligopharmacy & deprescribing：resources to support local delivery. Specialist Pharmacy Service, Published 31st December 2014, updated 17th August 2016より〕

▶ コラム：　木を見て森を見ず

　宮本武蔵を主人公として描いた井上雄彦さんの漫画作品「バガボンド」に次のようなシーンがあります[2]。京の吉岡道場に木剣一本で単身乗り込み，なんとか生き延びた宮本武蔵。京を離れ再び武者修行の旅に出ることになりますが，雑念が入り集中できません。ちょうどそのときに沢庵和尚と再会します。沢庵和尚は武蔵にこう言います。

　「一枚の葉にとらわれては木は見えん。

　一本の樹にとらわれては森は見えん。

　どこにも心を留めず見るともなく全体を見る。

　それがどうやら"見る"ということだ」

　枝葉が薬，患者さんが木，患者さんと関わりをもつ人たちが森と考えてみてください。疾患とそれに対して処方される薬に，われわれ医療者はまず注目し介入することは当然かと思います。しかしそこで終わってしまうのではなく，患者さん自身，そしてその患者さんと関わる人たち（介護関係者，ケアマネジャー，役場，地域住民の方など）も含めて全体を見ていくことも必要です。私たちがポリファーマシーの問題に取り組むうえでこのような視点も大切なのかと思います。

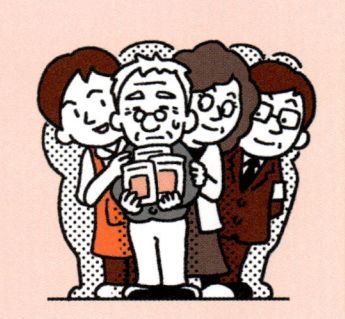

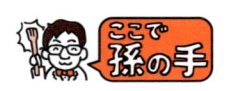

高齢者総合機能評価

　高齢者総合機能評価（comprehensive geriatric assessment；CGA）は，どんな病気にかかっているのか，どんな薬を服用しているかといった医学的な側面だけではなく，認知機能・感情や気分・転倒の危険性などといった老年症候群につながる問題や，日常生活動作・住居状況・家族や家計など，より良く生きていくために必要な心身や生活の情報を包括的に集め評価を行うことです[3]。高齢者総合機能評価がどのように構成されているかを示します（表1）。

表1 高齢者総合機能評価の主な項目

分　類	具体的な項目
①医学的評価	• 急性病態，合併症，基礎疾患 • 栄養状態[*1]，口腔内環境 • 内服薬
②認知・精神機能	• 認知機能 • うつ[*2]，不安障害
③身体機能	• 日常生活動作（BADL，IADL，AADL） • 視力，聴力（眼鏡，補聴器，耳垢塞栓） • 歩行，介助器具の使用，転倒リスク（Time Up & Go test）[*3]
④社会的環境	• 家族構成（キーパーソン，主たる介護者） • 住居環境（自宅，施設） • 経済状況 • 介護保険（利用中のサービス，ケアマネジャー）
⑤その他	• 本人，家族の希望や人生観

*1：栄養状態

　栄養状態の簡便な指標としては，体重の変化があります。ただ多くのご高齢の方は，自分の体重を正確に知っていることは少ないです。薬の投与量を調整するうえでも体重は重要ですね。「今度薬局に来られるときに，体重を教えてくださいね」，「デイサービスにいったときに，体重を測定してもらってください」などと声をかけることもできます。血圧計が置いてある薬局は多いと思いますが，体重計を置いてみるのもいいかもしれませんね。

*2：うつ

　うつの迅速スクリーニングとして，2項目質問紙法（PHQ-2）があります。この2週間で「気分が沈んでいたり，憂うつだったりしますか？」，「物事に対してほとんど興味がなかったり，楽しめないですか？」と質問し，2つの質問の答えが両方「いいえ」の場合はうつ病の可能性は低くなります。高齢者を対象にした抑うつに対する感度は100％に近かったという報告もあります[5]。薬局に来られた患者さんから，「最近なんかうつっぽいのよ」と言われたら，これらを聞いてみるのもよいでしょう。ただ高齢者の場合うまく質問に答えられない方や曖昧な答えしかかえってこないこともあるため慎重に対応していく必要もあります。

*3：転倒リスク（Time Up & Go test）

　歩行能力を評価する信頼性の高いツールとして「Time Up & Go test」があります[6]。椅子に座っている状態から，立ち上がり3m先の目印までいつも歩いている速さで歩きます。目印までいったらUターンして椅子に座るようにします。この一連の動作に要した時間を測定します。20秒以上は転倒のハイリスクと言われています。薬局内で同じようなテストをすることは難しいですが，患者さんの名前をよび受付のカウンターまで歩いてくる様子を注意深くみてみると「なんか最近時間がかかるようになったな」，「小刻み歩行になっているかもしれない」といったことから，歩行能力の低下や，薬剤の影響で歩行障害がでていないかを疑うことができます。

　高齢者の救急入院に対して高齢者総合機能評価を行うことで，死亡率や在宅復帰率が改善したという報告もあります[4]。

　患者さん中心のポリファーマシー対策を行ううえで，この高齢者総合機能評価も行っていくことは重要になります。高齢者総合機能評価は本人だけではな

く，患者さんのケアに関わる人達からできる限り情報を収集することが必要です。一人でこのような評価を行うのは時間もかかり非常に大変です。ケアマネジャーさんがいれば，フェイスシート（氏名，年齢，性別，家族構成，健康状態などのデータをまとめた用紙）も参考にさせてもらうのもいいでしょう。すでに情報が得られた項目でも，別のスタッフから聴取すると同じ質問内容でもまったく異なる情報が得られることもあるため適宜修正とupdateが必要です。

日常生活動作（ADL）

　日常生活動作の評価は非常に大切な部分ですので詳しく説明していきます。人が社会において自立して生きていくためには，自分の身の回りのことや家または社会で与えられた役割を果たす必要があり，その活動のことを日常生活動作（activity of daily living：ADL）といいます。ADLの評価項目はBADL（basic ADL：基本的日常生活動作）[7]，IADL（instrumental ADL：手段的日常生活動作）[8]，AADL（advanced ADL：高度日常生活動作）があります（表2）。BADLは「DEATH」，IADLは「SHAFT」と項目の頭文字をとって覚えることがありますが，IADLの評価項目のなかに電話（Telephone），服薬管理（Taking

表2　ADL評価の項目とチェックポイント

評価項目	
BADL（基本的日常動作）	
Dressing	着替え（取り出しから着用まで）
Eating	食事（こぼすことがないか，形態は）
Ambulation	移乗（ベッドから食事をする所，杖や押し車の有無）
Toileting	排泄（自宅のトイレ，ポータブルの利用の有無）
Hygiene	入浴（自宅の風呂，またはデイサービスや訪問入浴）
IADL（手段的日常動作）	
Shopping	買い物（行き帰りも含めてできる）
Housekeeping	家事（掃除，洗濯，家の中の片付け）
Accounting	金銭管理（家計簿，銀行など）
Food preparation	炊事（準備，食器の片付け）
Transport	移動（バスやタクシーの利用など）
Telephone	電話（携帯電話の有無，かけることができる）
Taking medicine	服薬管理（残薬の有無）
AADL（高度日常生活動作）	趣味，時間の使い方や過ごし方

　私の勤務している病院には定期的に初期研修医の先生が地域医療研修に来られます。研修中に学んでほしいことの一つに，患者さんの家族図を実際に描き患者背景の理解を深めてもらうことがあります。

　例えば研修医の先生に高齢男性の方を診察してもらうとします。身体診察や検査を行い，同居している奥さんや近所の親戚の方から最近の様子を聴取します。そのときに詳細な「家族図」を描いてみます。兄弟，子供，孫まで描き，名前，住んでいる場所，職業も聞きます。慣れれば3分程度で作成できるようになります。その「家族図」から次のようにさまざまなことがわかります。

- 家族のなかでの役割
- 誰がこの患者さんのお世話をしているのか
- 真のkey personは誰なのか
- この患者さんはhigh risk patientになるのか

　奥さんや親戚の方に病状説明や治療方針の説明を行ってもなかなか話が進まないことがあります。当院のような僻地の病院では，子供が東京や横浜などに出ていることが多いです。誰が真のkey personになるのかを推測するうえでも家族図は有用です。またご家族の職業聴取も重要です。例えば家族内に医療関係者（医師，看護師，薬剤師など）がいる場合，病状理解が早い場合もありますが，逆に診療がやりづらくなる場合もあります。長男さんが○○病院の薬剤師をしていますと教えてもらった場合，薬への介入がいつもより慎重になることもありますし，長男さんとこまめに薬のことを相談しないといけないこともあります。

　患者さんを木に例えるならば，家族図はその木の根の部分になると考えることができますね。かかりつけ薬剤師・薬局となるためにさまざまな取り組みがされていますが，この「家族図」を意識することも大切ではないかと思います。家族図であふれる薬局も素敵ですね。

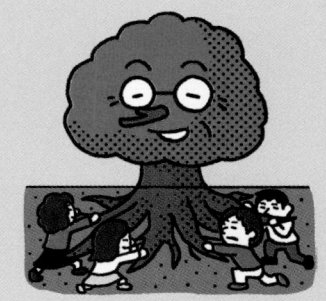

medicine）を入れて「SHAFTTT」と覚えることも推奨されています。

　AADLはあまり聞き慣れないかもしれませんが，「その人らしさ」を定義する活動や動作をいいます。趣味や職業に関連した内容であり，患者さんの社会や家族内での役割，生き甲斐や楽しみにつながります。私自身もよくAADLを患者さんやご家族に聴取しますが，なんでこんなことまで聞くのかと驚かれることはありますが，嫌がられたことはほとんどありません。医療者が患者さんの日常まで興味をもち，患者さん全体をみているということが伝わっているのかもしれません。

　ポリファーマシーの問題を解決するうえで，患者さんの考えや価値観を共有するとともに，患者さん全体を包括的に評価することが大切です。薬のことから一歩離れて，患者さん自身と向き合うことがポリファーマシーを解決するうえでの近道かもしれません。

⌂Takehome message

・患者さん・家族の考えや価値観を明らかにする。
・薬から一歩離れて，高齢者総合機能評価を行ってみる。
・家族図を描いてみよう。

【引用文献】
1）East and South East England Specialist Pharmacy Services：Polypharmacy, oligopharmacy & deprescribing：resources to support local delivery. Specialist Pharmacy Service, Published 31st December 2014, updated 17th August 2016
2）井上雄彦：バガボンド 第4巻．講談社，1999
3）Halter JB, et al：Hazzard's Geriatric Medicine and Gerontology 6th edition. McGraw-Hill Education/Medical, 2009
4）Ellis G, et al：Comprehensive geriatric assessment for older adults admitted to hospital：meta-analysis of randomised controlled trials. BMJ, 343：d6553, 2011
5）Li C, et al：Validity of the Patient Health Questionnaire 2（PHQ-2）in identifying major depression in older people. J Am Geriatr Soc, 55：596-602, 2007
6）Podsiadlo D, et al：The timed "Up & Go"：a test of basic functional mobility for frail elderly persons. J Am Geriatr Soc, 39：142-148, 1991
7）Katz S, et al：Progress in development of the index of ADL. Gerontologist, 10：20-30, 1970
8）Lawton MP, et al：Assessment of older people：self-maintaining and instrumental activities of daily living. Gerontologist, 9：179-186, 1969

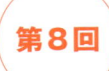

薬からみたポリファーマシー対策

——木と向き合い，枝葉を整え，森を育てる：枝葉の巻①

第7回は，実際にポリファーマシーの問題を解決するための対策として，患者さん自身を評価するポイントについて学びました。第8回，第9回にわたって枝葉の巻として，ポリファーマシーのときに問題となりやすい薬に注目し，薬の有用性や副作用のリスクについてみんなで具体的に考えていこうと思います。それでは孫の手を用意して，みんなで楽しく学んでいきましょう！！

● 前回のおさらい

まず第7回の最重要点を振り返ってみます。

・患者さん・家族の考えや価値観を明らかにする。

・薬から一歩離れて，高齢者総合機能評価を行ってみる。

・家族図を描いてみよう。

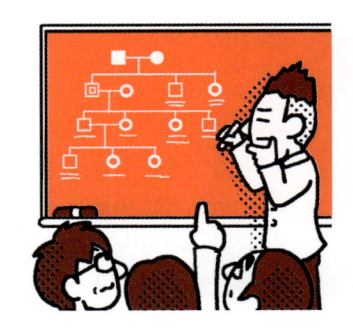

症 例

82歳，男性，Kさん。心筋梗塞後，慢性心不全，糖尿病，認知症，前立腺肥大，慢性腰痛症でA大学病院循環器内科・泌尿器科，B総合病院脳神経外科，C整形外科クリニック通院中。最近家族からみても歩行時のふらつきが強くなり，いつもより元気がないように見えるためN病院内科を受診した。内服薬は下記のとおり。

A大学病院循環器内科	
アムロジン®（アムロジピン）錠10mg	1回1錠 1日1回 朝食後
ラシックス®（フロセミド）錠40mg	1回1錠 1日1回 朝食後
ミカルディス®（テルミサルタン）錠40mg	1回1錠 1日1回 朝食後
バイアスピリン®（アスピリン腸溶錠）錠100mg	1回1錠 1日1回 朝食後

アマリール®（グリメピリド）錠1mg	1回1錠 1日1回 朝食後
スローケー®（塩化カリウム）錠600mg	1回2錠 1日2回 朝夕食後
A大学病院泌尿器科	
ハルナール®（タムスロシン）錠0.2mg	1回1錠 1日1回 夕食後
エビプロスタット®（オオウメガサソウエキス・ハコヤナギエキス）配合錠DB	1回1錠 1日3回 毎食後
B総合病院脳神経外科	
アリセプト®（ドネペジル）錠5mg	1回1錠 1日1回 朝食後
セロクエル®（クエチアピン）錠25mg	1回1錠 1日1回 夕食後
レンドルミン®（ブロチゾラム）錠0.25mg	1回1錠 1日1回 就寝前
C整形外科クリニック	
セレコックス®（セレコキシブ）錠100mg	1回1錠 1日2回 朝夕食後
ムコスタ®（レバミピド）錠100mg	1回1錠 1日3回 毎食後
ツムラ芍薬甘草湯エキス顆粒（医療用）®（芍薬甘草湯）2.5g	1回1包 1日3回 毎食前
ミオナール®（エペリゾン）錠50mg	1回1錠 1日3回 毎食後

ふらつきの原因として脱水症が考えられ，経過観察目的の入院となった。入院後は補液を行いふらつきは改善し活気もでてきた。入院中に，ポリファーマシーに対して介入を行うこととなった。

高齢者総合機能評価 〔詳細は第7回を参照〕

医学的評価

既往歴

18歳　虫垂炎で手術歴あり

66歳　健診で耐糖能異常を指摘。糖尿病と診断され内服開始。

73歳　心筋梗塞を発症。A大学病院でカテーテル治療を受けた。

78歳　心不全でA大学病院入院加療。入院中にせん妄を発症。

79歳　物忘れがひどくなり，B病院脳神経外科を受診。アルツハイマー型認知症と診断。

80歳　尿閉を認めA大学病院泌尿器科を受診。前立腺肥大を指摘。

82歳　腰痛症状でC整形外科クリニックを受診。

身長160cm　体重58kg

内服薬：記載の処方のみ（他の医療機関からの処方はなし，OTCやサプリメントの内服なし）

アレルギー歴：特記事項なし

嗜好歴：喫煙20本/日を50年間，飲酒は機会飲酒程度で現在なし

血液検査結果

WBC：8,300/μL，RBC：480×10^4/μL，Hb：11.0g/dL，MCV：84.6fL，PLT：11.5×10^4/μL，BUN：26.3mg/dL，Cre：1.8mg/dL，Na：140mEq/L，K：3.4mEq/L，Cl：110/mEq/L，T-bil：0.5mg/dL，AST：19U/L，ALT：14U/L，LDH：197U/L，ALP：263U/L，HDL：60mg/dL，LDL：82mg/dL，血糖：112mg/dL，HbA1c：6.2%

認知・精神機能

認知機能：長谷川式簡易知能評価スケール12点，過食・不眠・独語あり

うつ，不安：抑うつ，興味の減退はどちらもなし

身体機能

評価項目	
BADL（基本的日常動作）	
Dressing（着替え）	奥さんの介助が必要，自分で洋服を選ぶことは難しい。
Eating（食事）	自立している。むせこみなし。
Ambulation（移乗）	家の中は伝い歩き。外に出歩くことはほとんどない。
Toileting（排泄）	自宅内のトイレを使用している。夜間はオムツあり。
Hygiene（入浴）	自宅では入浴なし。デイサービスで入浴あり。
IADL（手段的日常動作）	
Shopping（買い物）	奥さんとヘルパーさんが行っている。
Housekeeping（家事）	奥さんとヘルパーさんが行っている。
Accounting（金銭管理）	奥さんと長男が行っている。
Food preparation（炊事）	奥さんが主に行っている。配食サービスの利用あり。
Transport（移動）	2年前に車の運転はやめる。通院は兄弟の車で受診。
Telephone（電話）	自宅の電話があるが，対応するのは奥さん。
Taking medicine（服薬管理）	奥さんがすべて管理している。

AADL（高度日常生活動作）	
趣味，時間の使い方や過ごし方	若い頃は漁船を作る仕事をしていた。趣味は絵を描くこと。

視力：眼鏡あり（最近の視力検査はなし），聴力：補聴器なし，コミュニケーション良好，
排尿：夜間に3～4回トイレに行く，口腔内：総入れ歯

社会的環境

家族構成：80歳の奥さん（奥さんは既往症なく元気）との二人暮らし，子供
　　　　　は長男と長女がいる（家族図参照）。

住居環境：築40年の家。適宜改装をしてきた。

経済状況：年金暮らし

介護保険：要介護2，デイサービスは週3回，ヘルパー介入が週2回，ケアマネ
　　　　　ジャーさんとの関係は良好

家族図

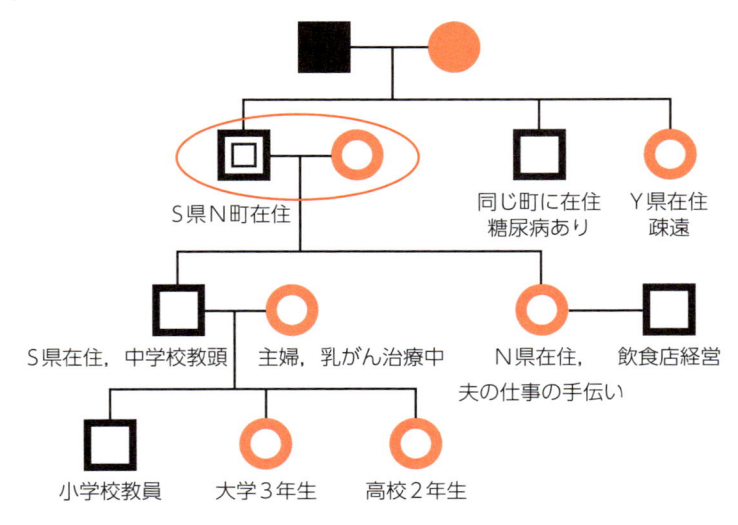

Kさん本人，家族の希望や人生観

できる限り息子達の世話にならない形で余生を過ごしていきたい。

Kさんと奥さんの薬に対する考え

Kさん：「自分がどんな薬を飲んでいるかは全然わからない。薬漬けの人生はいやだと思っている。ただ腰痛がひどいときがあるから，痛み止めは飲んでいたい」

奥さん：「薬の量が多くて大変だったけど，長生きしてほしいから忘れずにしっかり内服させてました。二人とも高齢で，遠方の病院に通院するのは体力的にも辛くなってきたので一つの病院でまとめて処方してもらうことはできないかと思っています。この前テレビで，認知症の薬は副作用も多いので注意しましょうといっていました。認知症の薬はこのまま続けたほうがいいのでしょうか？」

* * *

指導医：前回は患者さんを評価すること（患者さんや家族の薬に対する考えや思いを確認する，高齢者総合機能評価を行う）を重点的に説明しました。

研修医：高齢者総合機能評価を行うとKさんの全体像がすごくよくわかりますね。

研修薬剤師：家族図も描いてみるといいものですね。

指導医：そうですね。これらの情報を踏まえて薬の調整を行っていきましょう。Kさんや奥さんの薬に対する考えや思いから，特に奥さんの認知症の薬に対する不安がわかりました。

薬局長：Kさんにはアルツハイマー型認知症に対してアリセプト®（ドネペジル）が処方されています。認知症の中核症状に対して処方される薬ですが，皆さんは患者さんに「この薬を飲むとどれくらい効果がありますか？」と聞かれたらどのように答えていますか？

研修医：認知症の進行を遅らせる効果がありますと答えていますが，かなり漠然とした答えですよね…。

研修薬剤師：私も同じように答えることが多いです。すいません。

指導医：いえいえ，多くの方がそのように答えていると思いますし，間違ってはいません。ただ，実際に示されている薬の効果や副作用のリスクがどの程

度なのかを具体的に評価することは，ポリファーマシー対策のなかでも非常に大切な部分になってきます。患者さん自身を木と例えるならば，薬はその枝葉の部分でありバランス良く整えていきたい所です。今回はポリファーマシー症例で問題になりやすい認知症の薬物療法（中核症状に対して）についてその有用性と副作用のリスクについてみんなで考えていきたいと思います。

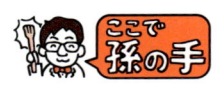
薬の有効性を評価する

　現在アルツハイマー型認知症の中核症状の認知機能障害に対して使用できる薬剤は，コリンエステラーゼ阻害薬としてドネペジル（アリセプト®），ガランタミン（レミニール®），リバスチグミン（イクセロン®，リバスタッチ®）があり，NMDA受容体拮抗薬としてメマンチン（メマリー®）があります。

　脳内において記憶や学習の情報伝達は，神経細胞間をアセチルコリンが伝わることでやり取りされています。アルツハイマー型認知症では，このアセチルコリンの量が少なくなっており，コリンエステラーゼによってさらに減少し病気が進行していきます。コリンエステラーゼ阻害薬はコリンエステラーゼの働きを抑えることで，脳内のアセチルコリンを保つ作用を期待されています。ガランタミンはコリンエステラーゼ阻害作用に加えニコチン性アセチルコリン受容体の感受性を増強させる作用をもち，リバスチグミンはブチリルコリンエステラーゼ阻害作用も併せ持つことで効果を上げるといわれています。またNMDA受容体拮抗薬のメマンチン（メマリー®）はグルタミン酸濃度上昇による過剰刺激からNMDA受容体を守り，カルシウムイオンの過剰な流入を防ぐことで，神経細胞を保護することが期待されています。

　では実際にこれらのコリンエステラーゼ阻害薬を使うことでどの程度認知機能改善が見込めるのでしょうか？　各コリンエステラーゼ阻害薬（ドネペジル，ガランタミン，リバスチグミン）の有用性を調査した研究のメタ分析[*1]では，コリンエステラーゼ阻害薬内服6カ月後では，ADAS-Cog scale（Alzheimer's Disease Assessment Scale-cognitive subscale：0～70点で高いほうが重症）は

＊1　メタ分析：過去に独立して行われた複数の臨床研究のデータを収集・統合し，統計的方法を用いて解析した系統的総説

2.37点改善を認め，またADL改善効果も示されています[1]。コリンエステラーゼ阻害薬は上記のようにそれぞれ作用機序が違う部分がありますが，効果としてどの薬が優れているかははっきりわかっていません。

　またドネペジルの有用性を調査した研究のメタ分析の報告からは，内服6カ月後のADAS-Cog scaleは5mg群で2.01点改善，10mg群で2.8点改善，12カ月後では10mg群でMMSE（Mini-Mental State Examination：0〜30点で低いほうが重症）は1.84点改善の結果でした[2]。また3カ月以上ドネペジルを内服していた中等度から高度のアルツハイマー型認知症の患者さん295名を，①ドネペジル中止＋メマンチン追加なし，②ドネペジル継続＋メマンチン追加なし，③ドネペジル中止＋メマンチン追加あり，④ドネペジル継続＋メマンチン追加ありの4つの群に分けてその後のMMSE，BADLS（Bristol Activities of Daily Living Scale：0〜60点で高いほうが重症）を調査した報告があります[3]（図1）。

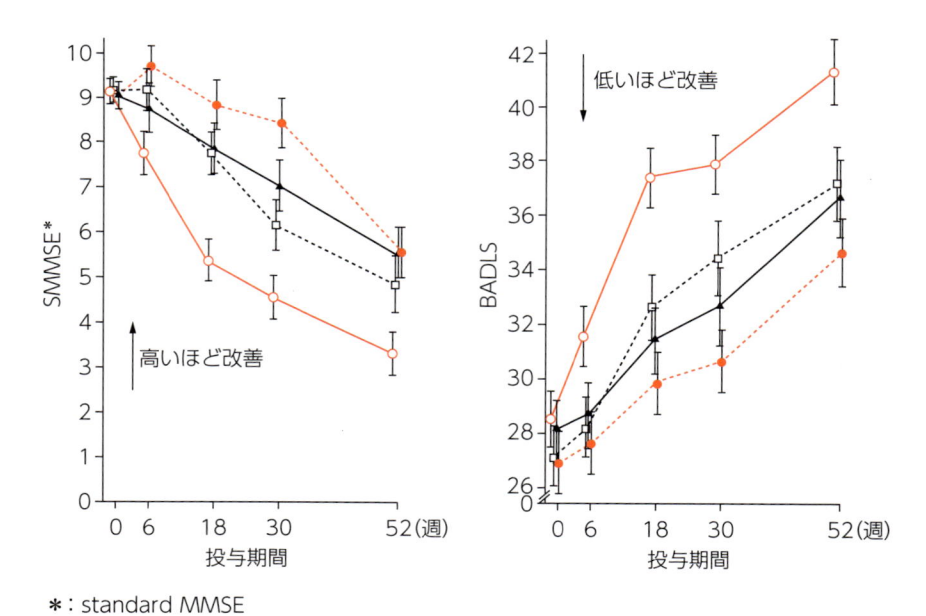

＊：standard MMSE

　─○─ ドネペジル中止＋メマンチン追加なし　　　─▲─ ドネペジル継続＋メマンチン追加なし
　-□- ドネペジル中止＋メマンチン追加あり　　　-●- ドネペジル継続＋メマンチン追加あり

図1　ドネペジルとメマンチンの有用性

〔Howard R, et al：N Engl J Med, 366：893-903, 2012より〕

ドネペジルを継続した患者さんは中止した患者さんと比較し，MMSEの平均点は約1年後で1.9点，BADLSが3点改善していました。またメマンチンを追加投与した群では，MMSEは1.2点，BADLSは1.5点改善していました。しかし図1のグラフから，どの群も時間経過とともに低下しており，薬剤使用の有無にかかわらず認知機能やADLの低下は確実に進行しているのがわかると思います。そして重度認知症（家族を認識できないほどの記憶障害があり，言葉もほとんど発せず寝たきりで日常生活動作は全介助，尿・便失禁があるような状態）の患者さんにコリンエステラーゼ阻害薬やメマンチンがどの程度有効性があるかはわかっていないため[4]，そのような患者さんに薬を開始または継続するかは家族や介護者と十分話し合う必要があります。

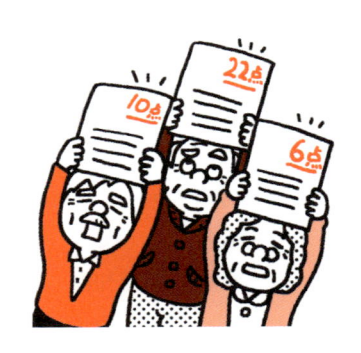

　指導医：コリンエステラーゼ阻害薬を中心にその有用性がどの程度なのか説明してきました。ではここからは気をつけたい副作用とそのリスクはどの程度なのかをみんなで考えていきたいと思います。

　研修医：認知症の薬を処方されている患者さんは多いですが，あまり副作用に注目してきませんでした。

　研修薬剤師：実はKさんの奥さんに何か困っていることはないかお聞きしたところ，以前からよだれが多くて困っていると教えていただきました。薬の影響もあるかもしれませんね。

　薬局長：なるほど，いい点に気づきましたね。実際には，疑わなければ副作用と気づきにくい症状も多いため注意が必要ですね。

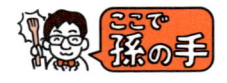 ## 副作用のリスクを評価する

　コリンエステラーゼ阻害薬内服時によく認める副作用としては，下痢，嘔気・嘔吐といった消化器症状が有名です。内服開始初期，または増量時に起こりやすく高齢者の場合は食欲低下のため入院加療が必要になる場合もあります。コリンエステラーゼ阻害薬内服と体重減少の関連を調査したメタ分析では，内服

なしと比較し約2倍体重減少が起きやすいと報告しています[5]。栄養状態の定期的な評価も重要です。また唾液分泌亢進によって流延を来すことがあります。

　見落とされがちな副作用としては，循環器系症状として失神，徐脈があります。ドネペジルを含む，コリンエステラーゼ阻害薬の有害事象リスクを評価した研究によると，内服なしと比較し失神または徐脈による医療機関受診が約1.7倍，ペースメーカー挿入のリスクが約1.5倍増えていたと報告しています[6]。高齢者の失神患者さんを救急外来で診察することは日常茶飯事ですが，コリンエステラーゼ阻害薬を内服している場合にはその関与を疑ってみることが重要です。コリンエステラーゼ阻害薬による失神→全身痙攣→抗てんかん薬処方といった処方カスケード〔第5回を参照〕にならないように注意しましょう。

　神経症状としては，興奮，易怒性，幻覚，不眠といった症状があります。これらの症状は認知症の周辺症状であり，家族や介護者を困らせ疲弊させてしまいます。認知症の自然経過による症状と安易に考えずに，薬による影響で悪化しているのではないかと疑ってみましょう。

有効性と副作用のリスクのまとめ

　コリンエステラーゼ阻害薬が認知機能検査の結果を改善しうることは示されています。しかし平均以上の認知機能改善を示す患者さんもいる一方，逆にまったく薬剤に反応しない場合もあるといわれています[7]。またこれらの薬が患者さんのQOLを改善させたり，介護負担を軽減するといった患者さんや家族にとって切実なアウトカムが改善するかは十分証明されていません。私たち医療者は，患者さん・ご家族・介護職の方と治療のゴールを設定し，薬の薬価，副作用のリスクも踏まえて内服するか決めていく必要があります。米国老年医学会が推奨する項目の一つに，「認知機能に対するメリットと消化器系副作用などのデメリットを定期的に評価することなく，認知症に対するコリンエステラーゼ阻害薬を処方しないこと」と明示されており，「12週以上使用しても期待される効果が得られない場合には中止すべきである」と推奨しています[8]。

　症例のKさんの認知症は中等度から高度の状態と考えられ，内服を開始し約3年経っています。ご家族に内服してからの効果をお聞きしたところ，認知機能の改善効果はほとんど実感されていないこと，内服開始後に攻撃性が増し介護への抵抗が強くなったため薬（クエチアピン）が追加されたことを確認しま

した。よだれが多いのも，コリンエステラーゼ阻害薬の副作用の可能性もあるため内服中止の提案を考えています。ただ抗認知症薬は特にご家族の希望が強いことがあるため，長男さんや長女さんにも説明を行ったほうがよいかもしれません。

> ▶ **コラム:** 　本当に認知症？

　認知症の診断で一番大切なことは，その人の日常生活がどのように変わっていったか，それがどういう時間経過で起こったのか（日の単位か，週の単位か，月の単位か，年の単位か）を知ることです。検査はあくまでも補助的なものであり，一番大事なのは問診といわれています[9]。

　一見認知症のように見えるのですが似て非なるものとして，正常老化やうつ病があります。「最近物忘れをするようになったから，自分は認知症になったのに違いない」と，不安顔で受診される患者さんがしばしばいらっしゃいます。患者さん自身に記憶力低下の自覚があり，日常生活が問題なく営めていれば加齢による生理現象である可能性が高いわけです。また高齢者の認知症とうつ病の見分けは難しいことがあり，うつ病のスクリーニングが必要になることが多いです。

　そしてさまざまな疾患で認知機能低下を来すことが知られており，治療可能な認知症（treatable dementia）を見逃さないようにしなければいけません。代表的なものとしては，慢性硬膜下血腫，正常圧水頭症，電解質異常（低ナトリウム血症，高カルシウム血症など），甲状腺機能低下症，ビタミン欠乏（ビタミンB_1，B_{12}），尿毒症，薬剤性などがあげられます。例えば，サイアザイド系利尿薬やSSRI（選択的セロトニン再取り込み阻害薬）を内服している患者さんが，最近ぼんやりしているので認知症ではないかと病院を受診する場合があります。血液検査をすると低ナトリウム血症を認め，それに伴う症状であったということはよくあります。「この患者さん本当に認知症なのかな？」と疑ってじっくり話を聞いてみたり，内服している薬を確認してみることはすごく大切です。

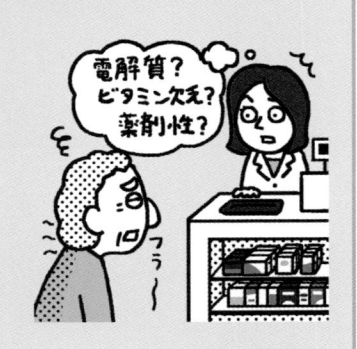

　日本の認知症患者さんは，2025年には約700万人と推定され[10]，その対策と環境整備は急務となっています。そのような状況から「将来認知症になったら心配です。何か予防できることはありませんか？」と患者さんから相談を受けることも多いと思います。皆さんはそのような質問に対してどのように答えていますか？　ここでその質問の答えの参考になりそうな報告を紹介します。認知症の危険因子の約35％は修正可能性があり，そのなかの代表的な危険因子が述べられています（図2）[11]。

　コリンエステラーゼ阻害薬を中心とした認知症に対しての薬物療法の効果は残念ながら限定的です。これらの修正可能性がある要因に介入しても，残念ながら認知症を発症することは当然あるわけですが，こういった予防の観点から患者さんに積極的に接していくことが，今後より重要になってくると思われます。

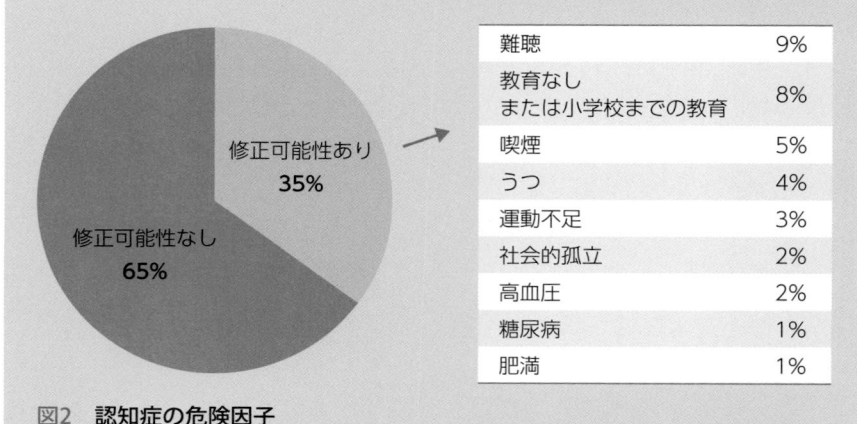

難聴	9%
教育なしまたは小学校までの教育	8%
喫煙	5%
うつ	4%
運動不足	3%
社会的孤立	2%
高血圧	2%
糖尿病	1%
肥満	1%

図2　認知症の危険因子

〔Livingston G, et al：Lancet, 390：2673-2734, 2017より〕

⌂ Takehome message

- 薬の効果や副作用のリスクを具体的に把握し，定期的に評価する
- 臨床的にどの程度効果を実感できるのか考えてみる
- 認知症を診断するときは「問診」が一番大事

【引用文献】
1）Birks J：Cholinesterase inhibitors for Alzheimer's disease. Cochrane Database Syst Rev, 25：CD005593, 2006
2）Birks J, et al：Donepezil for dementia due to Alzheimer's disease. Cochrane Database Syst Rev, 25：CD001190, 2006
3）Howard R, et al：Donepezil and memantine for moderate-to-severe Alzheimer's disease. N Engl J Med, 366：893-903, 2012
4）Mitchell SL：CLINICAL PRACTICE. Advanced Dementia. N Engl J Med, 372：2533-2540, 2015
5）Soysal P, et al：Acetylcholinesterase inhibitors are associated with weight loss in older people with dementia：a systematic review and meta-analysis. J Neurol Neurosurg Psychiatry, 87：1368-1374, 2016
6）Gill SS, et al：Syncope and its consequences in patients with dementia receiving cholinesterase inhibitors：a population-based cohort study. Arch Intern Med, 169：867-873, 2009
7）Langa KM, et al：Mixed dementia：emerging concepts and therapeutic implications. JAMA, 292：2901-2908, 2004
8）Choosing wisely：American Geriatrics Society：Ten things clinicians and patients should question（http://www.choosingwisely.org/societies/american-geriatrics-society/）
9）岩田　誠：臨床医が語る 認知症と生きるということ．日本評論社，2016
10）内閣府：高齢者の健康・福祉. 平成29年版高齢社会白書, pp19-30（http://www8.cao.go.jp/kourei/whitepaper/w-2017/zenbun/pdf/1s2s_03.pdf）
11）Livingston G, et al：Dementia prevention, intervention, and care. Lancet, 390：2673-2734, 2017

薬からみたポリファーマシー対策
——木と向き合い，枝葉を整え，森を育てる：枝葉の巻②

　第8回はポリファーマシーの問題を解決するための対策として，薬の有用性や副作用のリスクを具体的に評価することを取り上げました。第9回も枝葉の巻として，ポリファーマシーのときに問題となりやすい薬に注目し，みんなで具体的に考えていこうと思います。それでは孫の手を用意して，みんなで楽しく学んでいきましょう！！

● 前回のおさらい

　まず第8回の最重要点を振り返ってみます。

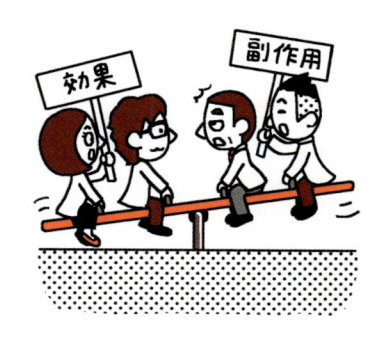

・薬の効果や副作用のリスクを具体的に把握し，定期的に評価する。

・臨床的にどの程度効果を実感できるのか考えてみる。

・認知症を診断するときは「問診」が一番大事。

＊　　＊　　＊

　研修薬剤師：Kさんの処方薬のなかで気になるものとしては，糖尿病に対して処方されているアマリール®（グリメピリド）があります。クライテリアにおいてもPIMsとしてあげられていました。

　薬局長：クライテリアにどのように記載されていたか復習してみましょう（表1）[1)-3)]。

　研修医：KさんはHbA1c 6.2%でいい値にコントロールされてますね。

　指導医：たしかにそうですが，高齢者で糖尿病罹患歴が長い場合にはHbA1cが低いからといって予後がいいわけでもないんです。

表1　SU薬についての各クライテリアでの記載

SU薬	
Beersクライテリア*1	65歳以上の高齢者において，重症低血糖リスクがあるため使用を避ける。（glyburide［グリベンクラミド］，クロルプロパミド）
STOPPクライテリア*2	65歳以上の高齢者において，2型糖尿病患者に対する長時間作用型のSU薬（グリベンクラミド，クロルプロパミド，グリメピリド）は低血糖リスクがあるため推奨されない。
日本老年医学会ガイドライン*3	75歳以上および75歳未満でもフレイル～要介護状態の高齢者において，低血糖リスクがあるため可能であれば使用を控える。代替薬として，DPP-4阻害薬を考慮する。

＊クライテリアについての具体的な説明は第6回を参照。

〔＊1：American Geriatrics Society 2015 Beers Criteria Update Expert Panel：
J Am Geriatr Soc, 63：2227-2246, 2015／
＊2：O'Mahony D, et al：Age Ageing, 44：213-218, 2015／
＊3：日本老年医学会, 他・編：高齢者の安全な薬物療法ガイドライン2015. メジカルビュー社, 2015より〕

研修医：え～そうなんですか！！　低ければ低いほどいいと思っていました。

研修薬剤師：実はKさんの奥さんに聞くと，3年前に旅行先で意識がなくなって救急外来を受診し低血糖発作と診断されたことがあったそうです。ですが，そのことは主治医の先生にはうまく伝わっていなかったようです。

薬局長：治療ガイドラインにも低血糖に十分注意し，認知機能・BADL・IADL・余命などを考慮し治療の目標設定を行うことが強調されています。やはりここでも「患者さんをみる」という視点は大切ですね。

指導医：高齢者の血糖降下薬についてはポリファーマシー症例ではよく問題となることがあります。今回は血糖降下薬についてみんなで考えていきましょう。

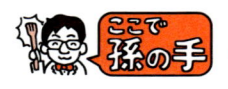
血糖コントロール目標の考え方

　糖尿病患者さんの血糖コントロール目標は，この数年で大きく考えが変わってきています。個別性を重視した治療を意識することが強調され，特に高齢者の場合QOLの維持・向上を目標とすることが重要といわれています。血糖値を下げることが必ずしも患者さんの利益に結びつかないという内容の研究が

2010年前後に立て続けに報告されたことが背景にあります。

　特にACCORD研究は心血管イベントのリスクファクターをもつ糖尿病長期罹患患者を対象として，厳格な血糖コントロール（HbA1c 6.0％未満を目標）と標準治療（HbA1c 7.0～7.9％を目標）を比較し，標準治療群に比べて厳格な血糖コントロール群で死亡率が有意に増えたため研究が途中で中止になっています[4]。よかれと思って頑張って血糖値を下げていたら死亡が増えてしまったという衝撃的な内容だったわけです。

　糖尿病長期罹患患者でのHbA1cと死亡リスクの関係調査では，最も死亡率が低いのは内服治療でHbA1c 7.0～9.0％，インスリン治療ではHbA1c 7.5～8.0％とする報告があります（図1）[5]。図1をみていただくとJカーブになっているのがわかると思います。これらの結果からも長期罹患者においては緩やかな血糖コントロールが推奨されます。

　高齢2型糖尿病患者さんにおける血糖コントロールについて厳格に血糖コントロールをしても大血管障害（心筋梗塞，脳梗塞など）の予防には最低10年，微小血管障害（末梢神経障害，網膜症，腎症）でも最低8年を要し，HbA1c 7.5～9％の範囲でコントロールすることが最も有益性が高いと報告されてい

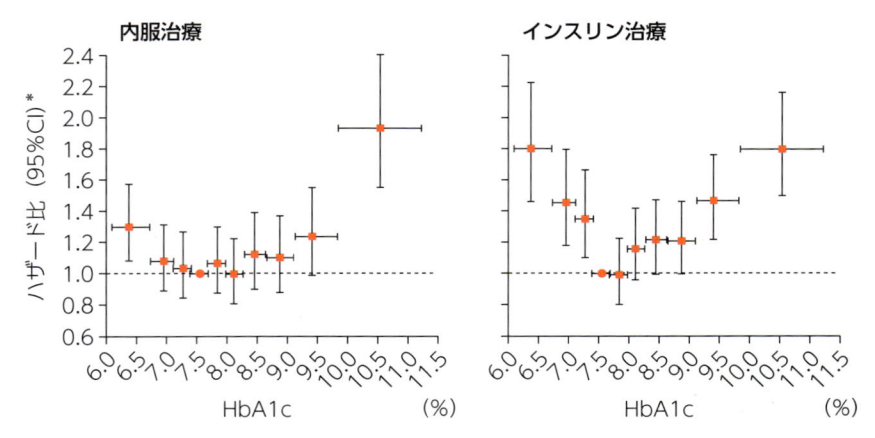

＊：ハザード比が1より大きい場合は死亡が増える。1より小さい場合は死亡が減る。
　　グラフの縦のエラーバーは95％信頼区間を示している。

図1　糖尿病長期罹患患者におけるHbA1cと死亡率の関係

〔Currie CJ, et al：Lancet, 375：481-489, 2010より〕

ます[6]。また2016年に日本糖尿病学会から高齢者糖尿病の血糖コントロール目標に関する声明が出されました（**図2**）[7]。注目すべき点は，患者さんの状態

患者の特徴・健康状態[注1]		カテゴリーⅠ ①認知機能正常 かつ ②ADL自立	カテゴリーⅡ ①軽度認知障害〜軽度認知症 または ②手段的ADL低下，基本的ADL自立	カテゴリーⅢ ①中等度以上の認知症 または ②基本的ADL低下 または ③多くの併存疾患や機能障害
重症低血糖が危惧される薬剤（インスリン製剤，SU薬，グリニド薬など）の使用	なし[注2]	7.0%未満	7.0%未満	8.0%未満
	あり[注3]	65歳以上75歳未満 7.5%未満（下限6.5%）／ 75歳以上 8.0%未満（下限7.0%）	8.0%未満（下限7.0%）	8.5%未満（下限7.5%）

治療目標は，年齢，罹病期間，低血糖の危険性，サポート体制などに加え，高齢者では認知機能や基本的ADL，手段的ADL，併存疾患なども考慮して個別に設定する。ただし，加齢に伴って重症低血糖の危険性が高くなることに十分注意する。

注1：認知機能や基本的ADL（着衣，移動，入浴，トイレの使用など），手段的ADL（IADL：買い物，食事の準備，服薬管理，金銭管理など）の評価に関しては，日本老年医学会のホームページ（http://www.jpn-geriat-soc.or.jp/）を参照。エンドオブライフの状態では，著しい高血糖を防止し，それに伴う脱水や急性合併症を予防する治療を優先する。

注2：高齢者糖尿病においても，合併症予防のための目標は7.0%未満である。ただし，適切な食事療法や運動療法だけで達成可能な場合，または薬物療法の副作用なく達成可能な場合の目標を6.0%未満，治療の強化が難しい場合の目標を8.0%未満とする。下限を設けない。カテゴリーⅢに該当する状態で，多剤併用による有害作用が懸念される場合や，重篤な併存疾患を有し社会的サポートが乏しい場合などには，8.5%未満を目標とすることも許容される。

注3：糖尿病罹病期間も考慮し，合併症発症・進展阻止が優先される場合には，重症低血糖を予防する対策を講じつつ，個々の高齢者ごとに個別の目標や下限を設定してもよい。65歳未満からこれらの薬剤を用いて治療中であり，かつ血糖コントロール状態が図の目標や下限を下回る場合には基本的に現状を維持するが，重症低血糖に十分注意する。グリニド薬は，種類・使用量・血糖値等を勘案し，重症低血糖が危惧されない薬剤に分類される場合もある。

図2　高齢者糖尿病の血糖コントロール目標

〔日本糖尿病学会・編著：糖尿病治療ガイド2016-2017.　文光堂，p98，2016より〕

により目標とするHbA1c値の下限を6.5〜7.5％に設定しているところです。ただ高齢者だからといって，安易に治療を差し控えるのではなく低血糖のリスクやADL，余命などさまざまな要因を加味して個別化していくことが大切になります。糖尿病は認知症やうつ，尿失禁，転倒や骨折，ADLの低下などの老年症候群のリスクになることにも注意が必要です[8]〔老年症候群については第4回を参照〕。

> ### ▶ コラム：　高齢者の低血糖症状を見つけるのはそんなに甘くない

　低血糖の原因は大きく分けて糖尿病治療中に薬の副作用で起こるものと，糖尿病治療とは関連しないものがあります。日常診療では前者による患者さんに出会うことが多いと思います。

　低血糖と診断するときは，①低血糖と矛盾しない症状，②適切な方法で測定された血糖値が低く（血糖値に関しては，70mg/dL未満とすることが一般的），③血糖値が上昇すると症状が消失する，この3つを確認する必要があります。低血糖は，発汗・振戦・動機・思考力低下・痙攣など多彩な症状を認めます。特に高齢患者さんの低血糖症状は非特異的で疑うのが難しいことがあり，以下の要因が関係しているといわれています[9]。

・倦怠感，脱力といった非特異的な症状が多い。

・高齢者は自律神経症状よりも中枢神経症状を認めることが多い。めまいや目のかすみといった訴えの場合，他の疾患に誤診されやすい。

・認知症に伴う症状（興奮，行動異常）との区別が難しい

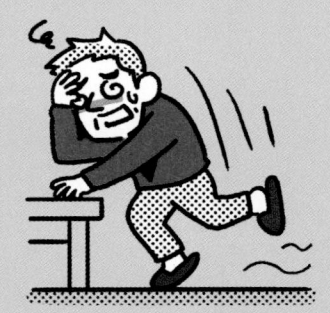

　低血糖はADLの低下・認知機能低下・転倒や骨折増加などとも関連があると報告されています[10)-12)]。高齢者の低血糖症状を積極的に疑って診断していきたいものです。

指導医：では，次に経口血糖降下薬の有用性と気をつけたい副作用について考えていきましょう。

　研修医：最近，新薬が多く開発されているのでなかなか覚えるのも大変です。

　研修薬剤師：現在，日本には7系統もの経口血糖降下薬があります。いろいろな副作用も報告されていますし，薬を選択するのが難しい印象です。薬価も問題になりますよね。

　薬局長：そうですね。糖尿病の治療に限りませんが，①合併症予防効果がある，②副作用が少ない，③安価な薬といった観点から選んでいくことになるでしょう。

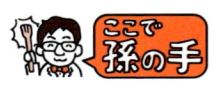 **血糖降下薬の有用性と気をつけたい副作用**

1. メトホルミン

　HbA1c低下作用は1〜2％といわれており，心血管系イベントの減少や体重減少効果などの観点から，メトホルミンは2型糖尿病治療の第一選択薬として支持されています[13]。欧米のガイドラインでは第一選択薬としてメトホルミンを推奨しています[14]。他の経口血糖降下薬より低薬価であり，単独での使用ならば低血糖は起こしにくいといわれています。

　メトホルミンの副作用として乳酸アシドーシスは有名ですが，発症頻度としては3〜10例/10万人年と報告されています。禁忌症例に使用しないこと，適切な減量と慎重なフォローアップを行うことで安全に使用できると考えられています（表2）[15]。日本の添付文書では75歳以上では慎重に適応を考慮すること，血清クレアチニン値が成人男性1.3mg/dL，成人女性1.2mg/dLを超える場合には慎重投与とされています。またメトホルミンは，長期使用でビタミンB_{12}欠乏を引き起こすと報告されています[16]。治療経過のなかで，大球性貧血や神経症状を認めた場合はビタミンB_{12}値も確認しましょう。そのほかに頻繁にみられる副作用は消化器症状ですが，使用しているうちに2〜3カ月で消失することが多いといわれています。ただ，高齢者では症状が強い場合入院加療が必要な場合もあるため慎重に対応しましょう。

表2　腎機能ごとのメトホルミン使用の注意点

CKD stage	eGFR	1日最大投与量*(mg)	注意点
1	≧90	2,550	
2	60〜<90	2,550	
3A	45〜<60	2,000	腎機能が不安定な時は使用しない 慎重なフォローアップが必要
3B	30〜<45	1,000	新規に開始しない 腎機能が不安定な時は使用しない 慎重なフォローアップが必要
4	15〜<30	使用しない	
5	<15	使用しない	

＊：米国の最大量は2,550mgであり，日本の最大量は2,250mgとなっている。

〔Inzucchi SE：JAMA, 312：2668-2675, 2014より〕

2. SU薬

　HbA1c低下作用は1〜2％ですが，重篤な低血糖を引き起こすことや心血管系イベントを減らす効果は示されていないため第一選択薬としては推奨されていません。また，SU薬使用によって心血管系疾患のリスクが高くなると報告もされています[17]。他の薬を使用しても血糖コントロールが困難な場合に使用することがありますが，ごく少量（グリメピリドの場合は0.5mg/日）から開始し低血糖を起こしていないか慎重に経過をみる必要があります。SU薬による低血糖昏睡に共通する特徴を下記に示します[18]。

①高齢者

②腎機能軽度低下（血清クレアチニン値は正常あるいは軽度上昇）

③グリベンクラミドまたはグリメピリド内服

④良好な血糖コントロール（HbA1c<7.0％）

⑤患者の理解にやや難あり（認知症含む）

⑥家族も含めたシックデイ・ルールの説明なし

⑦多剤服用

3. DPP-4阻害薬

　HbA1c低下作用は0.5〜0.8％とメトホルミンやSU薬と比較し弱いといわれていますが，経口血糖降下薬のなかでは国内の新規処方数はダントツの1位となっています。単独では低血糖を引き起こすことは少ないこと，体重増加を来さないこと，腎排泄型と胆汁排泄型の2種類がそろっていることなどから比較的使いやすい薬のイメージがあるかもしれません。薬価は，他の経口血糖降下薬と比較し高めです。DPP-4阻害薬の心血管系イベントを減らす効果ははっきりしない部分があり，ほとんどの研究が追跡期間1〜2年で長期的な有用性や安全性はわかっていません[19),20)]。DPP-4阻害薬自体はインクレチン濃度が食事摂取量に応じて上昇するために低血糖が起こりにくいとされていますが，SU薬との併用による低血糖リスクの上昇があるため注意が必要です。気をつけたい副作用として心不全，急性膵炎，関節炎などが報告されています[21)]。ただ，最近の報告では明確なリスク上昇はないとする研究結果もあり，慎重に対応する必要もあります[22),23)]。

　他の経口血糖降下薬については今回取り上げていませんが，それぞれの薬の特徴を理解し有用性と副作用を具体的に評価していきましょう。

有用性と副作用のリスクのまとめ

　症例のKさんのADL，IADL，併存疾患からHbA1cは7.5〜8.5％が妥当な範囲であると考えられます。低血糖発作歴もあるため，現在のアマリール®（グリメピリド）は中止を検討します。腎機能や年齢からメトホルミンを新規で開始することは困難と考えられ，食事摂取量が以前より減っているため他の経口血糖降下薬は使用せずに経過をみることも可能と考えられました。中止後に血糖値が増悪しないか慎重に経過をみる必要があり，増悪時には胆汁排泄型のDPP-4阻害薬を開始することを検討してもいいかもしれません。

▶ コラム： さがそうぜ!! インスリンボール

　糖尿病患者さんの血糖コントロールが悪化傾向の場合，なぜ悪化しているのかその原因を考える必要があります。秋から冬にかけては果物などを多く食べてしまう人や，腰の調子が悪くなって運動ができていなかった人など原因は人それぞれです。また悪性腫瘍（特に膵がんなど）の合併によって血糖コントロールが不良となるケースもあります。

　インスリン加療中の方ではインスリンの注射部位を変えずに注射することで，皮膚に変化が起こりインスリンの効果が十分に得られないために血糖コントロールが不良になる場合があります。同一部位に繰り返し注射をすることで皮下の脂肪が肥大してしまうことがあり，リポハイパートロフィーとよばれています。リポハイパートロフィーは1型糖尿病患者さんの20〜30％に，インスリンを使用している2型糖尿病患者さんの約4％に認められると報告されています[24]。またリポハイパートロフィーのような脂肪組織の増生ではなく，アミロイドの沈着を伴う硬結（インスリンボール）の形をとる場合もあるといわれています[25]。リポハイパートロフィーとインスリンボールはMRI所見や生検などから区別することは可能です。皮膚や皮下組織が硬結することで，注射するときの痛みが軽減しつまみやすくなるために同じ部位に注射を続けてしまうわけです。インスリンボールやリポハイパートロフィーを認めた場合は，急に注射部位を変えてしまうとインスリンの効果が強く発現してしまい低血糖を引き起こしてしまう可能性があります。そして血糖コントロールが不良になっていることも多く，インスリン量が多く処方されているため適切な減量も必要です。

　「ドラゴンボール」を探すドラゴンレーダーみたいな便利な機械は残念ながらありませんので，注意深くインスリンの手技や注射部位について患者さんに確認してみることは大切ですね。

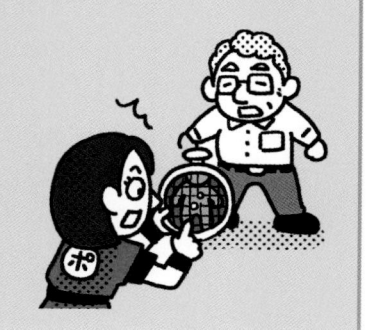

⌂Takehome message

- ・糖尿病治療は患者さんの背景やADLを考慮し，治療目標を個別化することが大切。
- ・低血糖に注意し，適切な薬を選択する。
- ・なぜ血糖値が悪化しているのかじっくり考えてみる。

【引用文献】
1) American Geriatrics Society 2015 Beers Criteria Update Expert Panel : American Geriatrics Society 2015 Updated Beers Criteria for Potentially Inappropriate Medication Use in Older Adults. J Am Geriatr Soc. 63 : 2227-2246, 2015
2) O'Mahony D, et al : STOPP/START criteria for potentially inappropriate prescribing in older people : version 2. Age Ageing. 44 : 213-218, 2015
3) 日本老年医学会，他・編：高齢者の安全な薬物療法ガイドライン2015．メジカルビュー社，2015
4) Gerstein HC, et al : Action to Control Cardiovascular Risk in Diabetes Study Group : Effects of intensive glucose lowering in type 2 diabetes. N Engl J Med, 358 : 2545-2559, 2008
5) Currie CJ, et al : Survival as a function of HbA（1c）in people with type 2 diabetes : a retrospective cohort study. Lancet, 375 : 481-489, 2010
6) Lipska KJ, et al : Polypharmacy in the aging patient : A review of glycemic control in older adults with type 2 diabetes. JAMA, 315 : 1034-1045, 2016
7) 日本糖尿病学会・編著：糖尿病治療ガイド2016-2017．文光堂，p98, 2016
8) Kirkman MS, et al : Diabetes in older adults : a consensus report. J Am Geriatr Soc, 60 : 2342-2356, 2012
9) Abdelhafiz AH, et al : Hypoglycemia in older people - a less well recognized risk factor for frailty. Aging Dis, 6 : 156-167, 2015
10) Yau CK, et al : Glycosylated hemoglobin and functional decline in community-dwelling nursing home-eligible elderly adults with diabetes mellitus. J Am Geriatr Soc, 60 : 1215-1221, 2012
11) Johnston SS, et al : Association between hypoglycaemic events and fall-related fractures in Medicare-covered patients with type 2 diabetes. Diabetes Obes Metab, 14 : 634-643, 2012
12) Whitmer RA, et al : Hypoglycemic episodes and risk of dementia in older patients with type 2 diabetes mellitus. JAMA, 301 : 1565-1572, 2009
13) Maruthur NM, et al : Diabetes medications as monotherapy or metformin-based combination therapy for type 2 diabetes : A systematic review and meta-analysis. Ann Intern Med, 164 : 740-751, 2016
14) American Diabetes Association : Standards of medical care in diabetes-2016 : 5. Glycemic targets. Diabetes Care, 39（Suppl 1）: S39-S46, 2016

15) Inzucchi SE：Metformin in patients with type 2 diabetes and kidney disease：a systematic review. JAMA, 312：2668-2675, 2014

16) de Jager J, et al：Long term treatment with metformin in patients with type 2 diabetes and risk of vitamin B-12 deficiency：randomised placebo controlled trial. BMJ, 340：c2181, 2010

17) Li Y, et al：Sulfonylurea use and incident cardiovascular disease among patients with type 2 diabetes：prospective cohort study among women. Diabetes Care, 37：3106-3113, 2014

18) 岩岡秀明：総合診療医がゼッタイ押さえておきたい2型糖尿病治療の最新知識トップ10. 総合診療，26：286-291, 2016

19) Monami M, et al：Dipeptidyl peptidase-4 inhibitors and cardiovascular risk：a meta-analysis of randomized clinical trials. Diabetes Obes Metab, 15：112-120, 2013

20) Scirica BM, et al：Saxagliptin and cardiovascular outcomes in patients with type 2 diabetes mellitus. N Engl J Med, 369：1317-1326, 2013

21) Yokota K, et al：Sitagliptin（DPP-4 inhibitor）-induced rheumatoid arthritis in type 2 diabetes mellitus：a case report. Intern Med, 51：2041-2044, 2012

22) McGuire DK, et al：Association between sitagliptin use and heart failure hospitalization and related outcomes in type 2 diabetes mellitus：Secondary analysis of a randomized clinical trial. JAMA Cardiol, 1：126-135, 2016

23) Azoulay L, et al：Association between incretin-based drugs and the risk of acute pancreatitis. JAMA Intern Med, 176：1464-1473, 2016

24) Chowdhury TA, et al：Poor glycaemic control caused by insulin induced lipohypertrophy. BMJ, 327：383-384, 2003

25) Nagase T, et al：The insulin ball. Lancet, 373：184, 2009

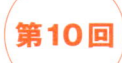
多職種連携によるポリファーマシー対策
——木と向き合い，枝葉を整え，森を育てる：森の巻

　第9回はポリファーマシーの問題を解決するための対策として，薬の有用性や副作用のリスクを具体的に評価することを取り上げました。第10回は森の巻として，多職種で問題点を共有し話し合い，地域全体で取り組む大切さをみんなで考えていこうと思います。それでは孫の手を用意して，みんなで楽しく学んでいきましょう！！

●前回のおさらい

　まず第9回の最重要点を振り返ってみます。

・糖尿病治療は患者さんの背景やADLを考慮し，治療目標を個別化することが大切。

・低血糖に注意し，適切な薬を選択する。

・なぜ血糖値が悪化しているのかじっくり考えてみる。

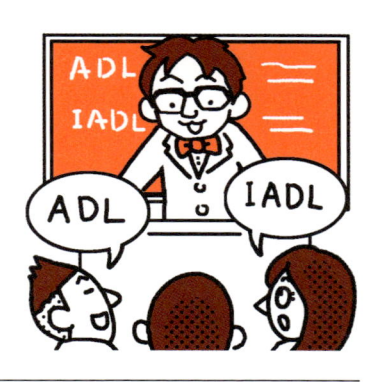

症　例

82歳，男性，Kさん。心筋梗塞後，慢性心不全，糖尿病，認知症，前立腺肥大，慢性腰痛症でA大学病院循環器内科・泌尿器科，B総合病院脳神経外科，C整形外科クリニック通院中。最近家族からみても歩行時のふらつきが強くなり，いつもより元気がないように見えるためN病院内科を受診した。内服薬は下記のとおり。

A大学病院循環器内科	
アムロジン®（アムロジピン）錠10mg	1回1錠 1日1回 朝食後
ラシックス®（フロセミド）錠40mg	1回1錠 1日1回 朝食後
ミカルディス®（テルミサルタン）錠40mg	1回1錠 1日1回 朝食後
バイアスピリン®（アスピリン腸溶錠）錠100mg	1回1錠 1日1回 朝食後

次ページにつづく

アマリール®（グリメピリド）錠1mg	1回1錠 1日1回 朝食後
スローケー®（塩化カリウム）錠600mg	1回2錠 1日2回 朝夕食後
A大学病院泌尿器科	
ハルナール®（タムスロシン）錠0.2mg	1回1錠 1日1回 夕食後
エビプロスタット®（オオウメガサソウエキス・ハコヤナギエキス）配合錠DB	1回1錠 1日3回 毎食後
B総合病院脳神経外科	
アリセプト®（ドネペジル）錠5mg	1回1錠 1日1回 朝食後
セロクエル®（クエチアピン）錠25mg	1回1錠 1日1回 夕食後
レンドルミン®（ブロチゾラム）錠0.25mg	1回1錠 1日1回 就寝前
C整形外科クリニック	
セレコックス®（セレコキシブ）錠100mg	1回1錠 1日2回 朝夕食後
ムコスタ®（レバミピド）錠100mg	1回1錠 1日3回 毎食後
ツムラ芍薬甘草湯エキス顆粒（医療用）®（芍薬甘草湯）2.5g	1回1包 1日3回 毎食前
ミオナール®（エペリゾン）錠50mg	1回1錠 1日3回 毎食後

ふらつきの原因として脱水症が考えられ，経過観察目的の入院となった。入院後は補液を行いふらつきは改善し活気もでてきた。入院中に，ポリファーマシーに対して介入を行うこととなった。Kさんの高齢者総合機能評価は第8回を参照。

＊　＊　＊

 指導医：いままで皆さんと一緒に学んできたことから，Kさんの処方整理を考えてみましょう。処方カスケードになっている可能性のある，セレコックス®（セレコキシブ），ツムラ芍薬甘草湯エキス顆粒（医療用）®（芍薬甘草湯），スローケー®（塩化カリウム）を中止し，ラシックス®（フロセミド）を減量としました〔第5回を参照〕。またアリセプト®（ドネペジル），アマリール®（グリメピリド）も有用性と副作用リスクの評価から中止としました〔第8回，9回を参照〕。セロクエル®（クエチアピン）は糖尿病に対しては禁忌ですので中止し，認知症の陽性症状が悪化しないか慎重に経過をみる方針です。Kさん希望の鎮痛薬はセレコックス®からカロナール®（アセトアミノフェン）に変更します。以下が処方整理後の内容となります。

処方整理後	
アムロジン®（アムロジピン）錠10mg	1回1錠　1日1回　朝食後
ラシックス®（フロセミド）錠20mg	1回1錠　1日1回　朝食後
ミカルディス®（テルミサルタン）錠40mg	1回1錠　1日1回　朝食後
バイアスピリン®（アスピリン腸溶錠）錠100mg	1回1錠　1日1回　朝食後
ハルナール®（タムスロシン）錠0.2mg	1回1錠　1日1回　夕食後
エビプロスタット®（オオウメガサソウエキス・ハコヤナギエキス）配合錠DB	1回1錠　1日3回　毎食後
レンドルミン®（ブロチゾラム）錠0.25mg	1回1錠　1日1回　就寝前
ミオナール®（エペリゾン）錠50mg	1回1錠　1日3回　毎食後
カロナール®（アセトアミノフェン）錠300mg	1回2錠　1日3回　毎食後

　研修薬剤師：15剤から9剤に減りましたね。1日の薬価も1,000円から600円になりました。

　薬局長：そうですね。ただ薬剤数を減らすことが目的ではなく，患者さんや家族，医療者が互いに満足のいく薬の内容になっているかもポイントですね。

　研修医：薬を減らしたために，逆に体調が悪くならないかしっかり経過をみる必要があります。

　薬局長：そうですね。定期的に経過をモニターすることは大切です。適宜患者さんの状態をみて処方内容を調整していく必要があります。

　指導医：退院後はしばらく当院内科外来で経過をみていく予定とし，先日退院前カンファレンスを開きました。主治医・担当看護師・病院薬剤師・地域連携室相談員・リハビリテーション担当者・ケアマネジャーが参加しました。

　研修薬剤師：私も同席させてもらいました。さまざまな職種の方が集まって話し合う場に参加するのは初めてだったのですごく新鮮でした。薬の内容以外にも，自宅での生活をどうサポートしていくかも議論されていました。

　薬局長：このような多職種カンファレンスを行うことで，患者さんと関わりをもつ人たちとの情報共有ができることは非常に重要になります。

　指導医：ポリファーマシーを解決していくためには，多職種で連携しサポートしていかなければいけません。今回は，枝葉（薬）や木（患者さん）だけ

ではなく，森（多職種，地域の資源）との関わり，そして育てていくことの大切さについてみんなで学んでいきましょう。

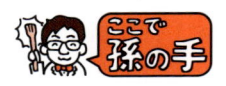 ## チームの一員としてできること

　高齢の患者さんをサポートしていくためには，医師，薬剤師，看護師，ケアマネジャー，介護士，リハビリ療法士など多職種のスタッフが参加し，医療的な問題だけではなく，看護・介護・社会的な問題をさまざまな視点から評価しマネジメントする必要があります。

　さまざまな職種が一緒に仕事をしていくときに，共有すべき価値観やルールがあるといわれています[1]。

<チームメンバーで共有すべき価値観>
　誠実，規律，創造性，人間性，興味
<チーム医療・ケアにおけるルール>
　明確な役割分担，相互の信頼，効果的なコミュニケーション，ゴールの共有，測定可能なプロセスや結果

　どれも当たり前のことかもしれませんが，これらを共有できていないとチームがうまく機能しません。医療や介護の現場では医師，薬剤師，看護師，介護士，ケアマネジャーなどの，職業の歴史や受けてきた教育も違うプロフェッショナルが集まって仕事をしています。それぞれの職種文化みたいなものがあり，それが負の作用をもたらしてしまうと，高齢者医療・ケアがうまくいかないことがあるといわれています[2]。例えば，ケアマネジャーになる人はどのようなバックグラウンドをもっている人が多いか皆さん知っていますか？　第19回ケアマネジャー試験合格職種別構成比率をみてみると，上位は介護福祉士（66%），相談援助業務従事者など（15%），社会福祉士（11%）となっています。医師は0.2%，薬剤師は0.6%，看護師・准看護師は9.2%であり，少数であることがわかります。介護職のバックグラウンドをもった

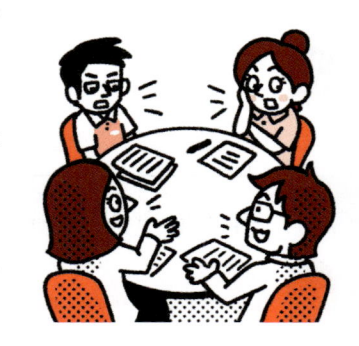

方が多く，その分野の知識や経験を尊重し，専門的な医療用語はできる限り使用せずに，わかりやすく伝え共有する必要があるわけです。

　昨今，医療・介護の場面では「地域包括ケアシステム」の構築が強調されています。地域包括ケアシステムとは，地域の実情に応じて，高齢者が，可能な限り，住み慣れた地域でその有する能力に応じ自立した日常生活を営むことができるよう，医療，介護，介護予防（要介護状態若しくは要支援状態となることの予防又は要介護状態若しくは要支援状態の軽減若しくは悪化の防止をいう），住まい及び自立した日常生活の支援が包括的に確保される体制をいいます（医療介護総合確保促進法第2条第1項）。これだけ読んでもなかなかイメージしにくいかもしれませんね。よりシンプルにいうと，地域包括ケアシステムは高齢者が自分らしく暮らせるように支えるシステムであり，人と人をつなぐこと，人と地域の資源をつなぐことといえます。「ポリファーマシー」を一つの切り口として，地域全体で問題を共有し，考え，支え合うことも地域包括ケアシステムの一部分になってきますね。

 指導医：先日Kさんの退院後はじめての外来受診がありました。薬の変更後も特に大きな問題なく過ごされていました。

 研修医：私も外来で同席させてもらいましたが，本当に元気そうで安心しました。奥さんも負担が減ってよかったと言っていました。

 研修薬剤師：担当ケアマネジャーさんから家での生活について情報を提供してもらい，薬の管理もしっかり継続できていると教えてもらいました。訪問介護も週に数回入るようになったそうです。

 指導医：Kさんを支えるチームがうまく機能していますね。

 薬局長：ポリファーマシーの問題は，医師1人でやるのでも薬剤師1人がやるのでもなく，各職種の一人ひとりがチームプレーヤーとなって，みんなで考えていくことで結果として解決できるのではないでしょうか。

 研修医：自分もチームのなかで頼りにしてもらえる一員になれるよう学びを続けていこうと思います。

 研修薬剤師：私もがんばります！！

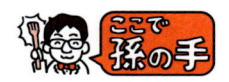 **ポリファーマシーの介入を多職種で行う**

　多職種が連携することでポリファーマシーの改善にどのような効果があるのでしょうか。いくつかの研究や報告をご紹介します。高齢患者を対象とした比較研究では，総合内科医，老年科医，薬剤師，介護施設スタッフを含む多職種ケースカンファレンスによる介入群とコントロール群を比較すると，処方の適切性が有意に改善し，特にベンゾジアゼピン系薬剤が有意に減量できていたと報告しています[3]。また訪問薬剤管理指導の有用性について評価した研究では，看護師と薬剤師が在宅療養患者さんを訪問し服薬状況を確認し，改善案を医師に提案，その12〜18カ月後に家庭訪問を行った結果，不適切服用薬剤の割合が27.2％から8.9％に，不適切服用患者の割合は77.7％から38.6％へと減少していたと報告しています[4]。そして日本の取り組みとして有名なのが栃木医療センターでの「ポリファーマシー外来」です。介入の流れの概要は図1のようになります。

　上記の介入を行い1年間で全47名（平均年齢80.5歳，平均基礎疾患6.7疾患）の患者さんの薬剤の見直しを行い，介入前の内服薬剤は平均9種類だったのに対して，介入後には平均5種類と，約4種類の薬が減っていたと報告しています[5]。入院患者さんに対する包括的な多職種介入の好例ですね。

　医師，看護師，薬剤師，介護士など，多職種で患者さんの抱える服薬に関する問題を共有することで，処方数や不適切処方を減らすことにつながります。ただ，患者さんにとって重要なアウトカム（死亡やQOL）の改善をもたらすかははっきりわかっていません[6]。減薬のための単なる薬のレビューではなく，「患者さん中心のケア」という共通の目的のもとにみんなで関わりをもって考えていくことが重要になりますね。

　数回にわたって「木と向き合い，枝葉を整え，森を育てる」ということで，みんなで一緒に考えてきました。木（患者さん自身），枝葉（薬），森（多職種，地域の資源）と，それぞれの部分と関わりを持ち続けることが大切になります（図2）。患者さんと医療者や介護者が互いに満足のいく処方を目指していった先に，ポリファーマシーの解決があるのではないかと思います。

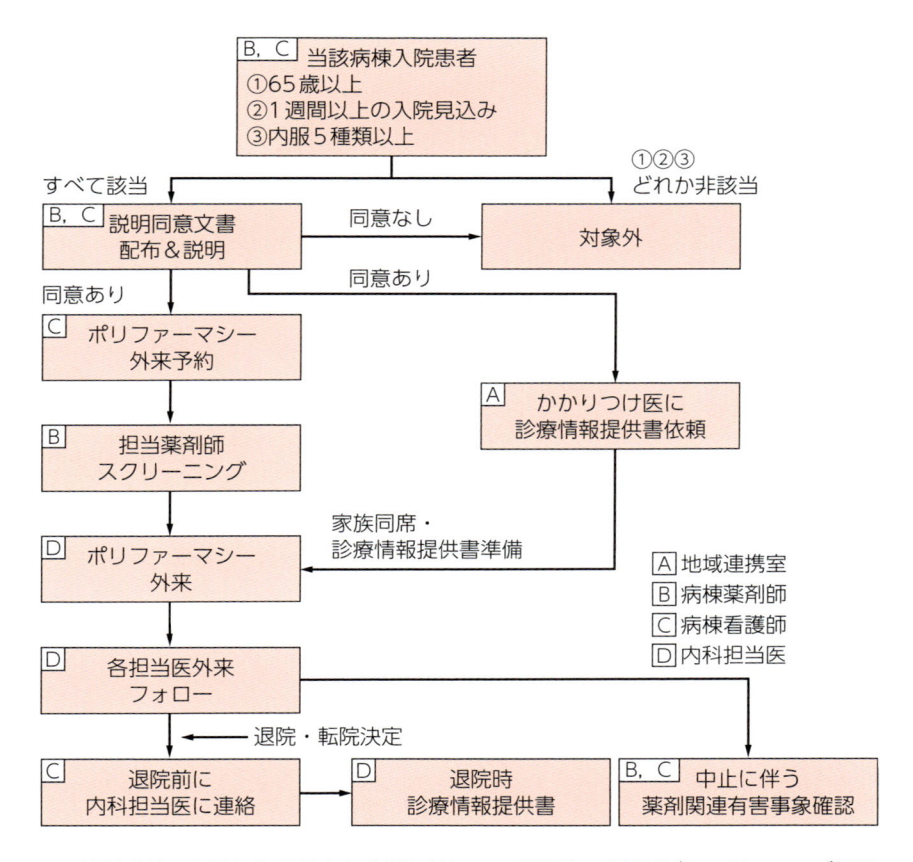

1. 当該病棟に入院した患者さん全例に対して，看護師・薬剤師がスクリーニング基準である①65歳以上，②1週間以上の入院見込み，③内服薬5種類以上を確認し，すべてに該当した場合に患者さんおよびご家族に，パンフレットを用いて概要を説明。
2. 同意が得られた場合に，もともとの処方医療機関に地域連携室職員が診療情報提供書の送付を依頼し，外来受診前には担当薬剤師が，正確な薬剤リスト，詳細な既往歴や家族歴，処方経緯や処方への思いなどを確認し，処方解析を行う。
3. 実際の外来では，主に総合内科医が患者さん・ご家族と面談・診察を行いながら，薬剤エビデンスと患者さん・家族の薬への思いや希望をもとに薬剤の見直しを行う。
4. 薬剤調整後は病棟看護師や薬剤師が多角的に体調変化を確認し，医師は適宜フォローアップしながら段階的な薬剤調整を行う。
5. 退院時には地域連携室を介して，処方元医療機関に診療情報提供および「ポリファーマシー外来」の取り組み概要を送付する。

図1　ポリファーマシー外来の流れ

〔宮田靖志，他・編：患者さん中心でいこう，ポリファーマシー対策；意志決定の共有と価値観に基づく医療の実践，日本医事新報社，2017より〕

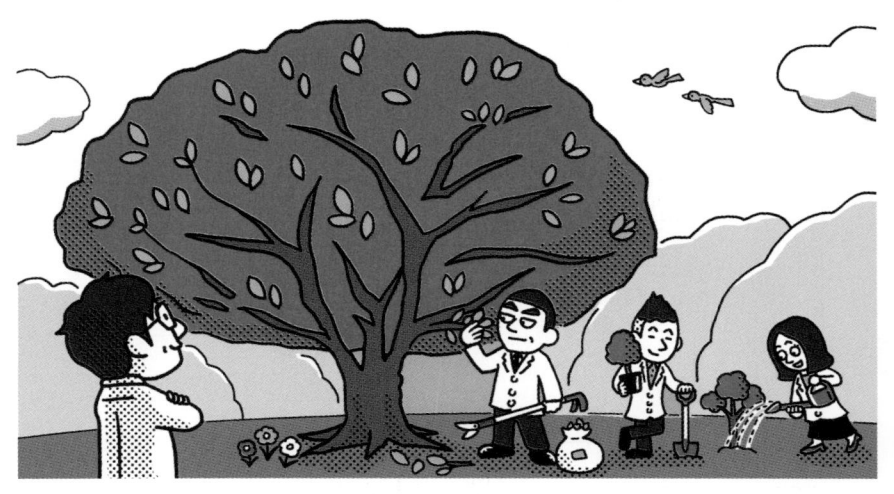

図2　木（患者さん自身）と向き合い，枝葉（薬）を整え，森（他職種，地域の資源）を育てる

▶▶ コラム： 教え好きは学び上手

　ある日突然，顔なじみのケアマネジャーさんから「今度，介護職の人たちを対象とする薬の勉強会をお願いしたい」と依頼があったとします。「勉強会の講師なんていままでしたことないし無理ですよ」，「もっと適している人がいるはずだと思いますが…」などといろいろ思うところはあるかもしれません。資料を一から作るのは大変だし，人前でうまく喋ることができるか不安にもなりますよね。ただこのような依頼があったら，ぜひ断らずに積極的に引き受けてみてください。図3は「ラーニングピラミッド」とよばれる有名な概念で，授業で学んだ内容を半年後にどれだけ覚えているかということを授業の形式ごとに比較しています。「講義を受ける」だけの場合は，半年後にはなんと内容のわずか5％しか覚えていないことになります。しかし「他者に学んだことを教える」は90％とかなりの学習効果があるといわれています。アウトプットをメインにした学びのほうが，結果的にインプットもよく学習の定着率が高いということです。講義や勉強会の準備を行い他者に教えることが，自分自身の一番の学びになるわけですね。

　私自身も，地域住民の方，介護職員さん，薬剤師さんなどの講演や勉強会の依頼をいただくことがあります。「難しい内容を難しく教える」のは簡単なことですが，「難しい内容をわかりやすく教える」ことは非常に難しいことがあります。参加者のニーズやレベルをリアルタイムで把握していく柔軟性も必要になるかもしれません。ただそのような点は日常の診療にもつながる部分が多いと思います（患者さんにいかにわかりやすく説明し理解していただくか，ニーズを把握し適切に対応できるかなど）。

　ピラミッドの上で，講義を受けるのはかなりスリリングで楽しそうですが講義の内容はすぐ忘れてしまいそうですね（笑）。古代エジプト人のように，ピラミッドを下からゆっくり眺めながら教え学びあうのもいいですね。

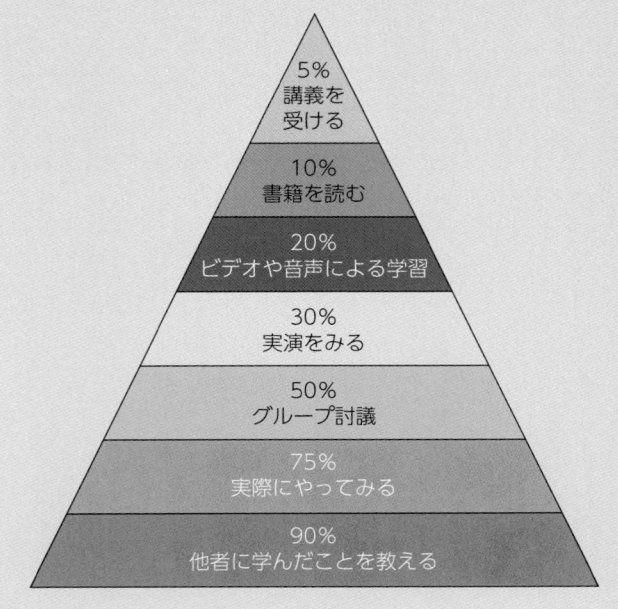

図3　ラーニングピラミッド

〔National Training Laboratoriesより〕

🏠 Takehome message

- ・ポリファーマシーを解決するためには，多職種の連携が大切。
- ・チームの一員として自分ができることは何か考える。
- ・学んだことを他者に教えることが，自分自身の一番の学びになる。

【引用文献】

1) Wynia MK, et al：Challenges at the intersection of team-based and patient-centered health care：insights from an IOM working group. JAMA, 308：1327-1328, 2012
2) Reuben DB, et al：Disciplinary split：a threat to geriatrics interdisciplinary team training. J Am Geriatr Soc, 52：1000-1006, 2004
3) Crotty M, et al：An outreach geriatric medication advisory service in residential aged care：a randomised controlled trial of case conferencing. Age Ageing, 33：612-617, 2004
4) Fletcher J, et al：Effect of nurse practitioner and pharmacist counseling on inappropriate medication use in family practice. Can Fam Physician, 58：862-868, 2012
5) 矢吹　拓：今日からできる薬の引き算ポリファーマシーを解決；入退院時にすべきこと. Gノート, 3：1285-1292, 2016
6) Alldred DP, et al：Interventions to optimise prescribing for older people in care homes. Cochrane Database Syst Rev, 2：CD009095, 2016

第2章 実践編

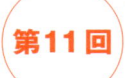

Case 1：Emergency！ 救急搬送
──複雑に絡み合ったカスケードを解除せよ

　第10回はポリファーマシーの問題を解決するための対策として，多職種で問題点を共有し話し合い，地域全体で取り組む大切さをみんなで考えました。第11回からは，実践編としてよく経験するポリファーマシー症例や，悩ましい症例などをみんなで共有し考えていこうと思います。それでは孫の手を用意して，みんなで楽しく学んでいきましょう。

●前回のおさらい

　まず第10回の最重要点を振り返ってみます。

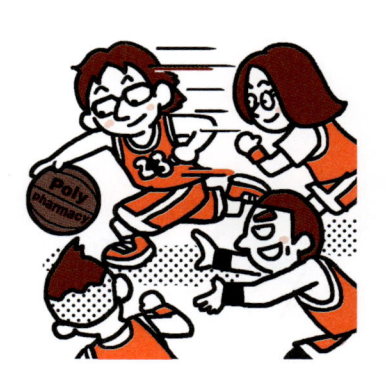

・ポリファーマシーを解決するためには，多職種の連携が大切。
・チームの一員として自分ができることは何か考える。
・学んだことを他者に教えることが，自分自身の一番の学びになる。

 指導医：今回は救急外来に搬送されてきた症例をみんなで考えていきたいと思います。数日前からの体動困難を主訴に当院救急外来に搬送されてきた80歳女性の患者さんです。

 研修医：自宅内で動けなくなってしまい救急外来を受診される高齢者の方は多いですよね。

 指導医：そうですね。患者さんの状態が不安定な場合は，処置・治療を行いつつ原因検索を並行して行う必要があります。「動きながら考える」ことが大切です。

 研修薬剤師：薬剤師としては，できる限り迅速に薬の情報を聴取し解析することが大切ですね。

薬局長：当院初診の患者さんでしたが，お薬手帳をしっかり持っていたので内服状況はすぐに把握することができました。現病歴と内服状況をまとめると以下になります。

症　例

【現病歴】

80歳，女性，Hさん。

もともと下肢のしびれ・腰痛はありながらも，生活は安定していた。2カ月前から下肢のしびれが強くなりB病院整形外科から薬が追加された。その後，両下腿浮腫が出現したためA病院循環器内科から利尿薬が処方された。その後，全身倦怠感，脱力症状が出現し数日間ベッドで寝たきりの状態だった。自宅近くにいる親戚が心配になり見に行き，N病院に救急搬送となった。

【来院時バイタルサイン】

血圧：110/76mmHg，心拍：94回/分，体温：37.1℃，呼吸：20回/分，SpO_2：96％（room air），GCS：4-5-6

A病院循環器内科	
アムロジン®（アムロジピン）錠10mg	1回1錠 1日1回 朝食後
ラシックス®（フロセミド）錠40mg	1回1錠 1日1回 朝食後
ベイスン®（ボグリボース）錠0.3mg	1回1錠 1日3回 毎食直前
B病院整形外科	
オパルモン®（リマプロストアルファデクス）錠5μg	1回1錠 1日3回 毎食後
リリカ®（プレガバリン）錠75mg	1回1錠 1日2回 朝夕食後
C内科医院	
ミヤBM®（酪酸菌）錠20mg	1回1錠 1日3回 毎食後
ツムラ六君子湯エキス顆粒（医療用）（六君子湯）2.5g	1回1包 1日3回 毎食間
プルゼニド®（センノシド）錠12mg	1回2錠 1日1回 就寝前
プリンペラン®（メトクロプラミド）錠5mg	1回1錠 1日2回 朝夕食後

＊　＊　＊

指導医：薬以外の患者さんの情報も迅速に集めていきましょう。救急外来で情報聴取する手段として，「7つのK」と覚えてもいいでしょう。

研修薬剤師：「7つのK」？

指導医：頭文字がKになるもので，「患者（Kanja）」，「家族（Kazoku）」，「救急隊（Kyuukyuu）」，「カルテ（Karute）」，「かかりつけ（Kakarituke）」，「ケアマネジャー（Keamane）」，「（お）薬手帳（Kusuri）」です。

研修医：なるほど〜。看護師や連携室の相談員もすぐに家族やかかりつけの病院に情報聴取を開始していました。

薬局長：そうですね。救急の場面でも，多職種で対応していくことは大切になりますね。

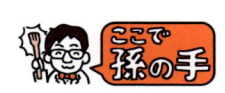 ## 木と向き合う（患者さん自身を知る）

高齢者総合機能評価

医学的評価

既往歴

25歳　虫垂炎で手術歴あり

64歳　腸閉塞で入院加療歴あり

75歳　下肢のしびれ・腰痛でB病院整形外科を受診。腰部脊柱管狭窄症と診断され内服加療開始

78歳　健診で耐糖能異常，高血圧を指摘されA病院循環器内科で内服加療開始

79歳　下痢，腹満感で自宅近くのC内科医院を受診し，内服加療開始

身長152cm　体重52kg

内服薬：記載の処方のみ（他の医療機関からの処方はなし，OTCやサプリメントの内服なし）

アレルギー歴：ハウスダスト

嗜好歴：喫煙・飲酒なし

血液検査結果

WBC：9,200/μL，RBC：480×10^4/μL，Hb：12.5g/dL，PLT：11.5×10^4/μL，BUN：58.3mg/dL，Cre：2.1mg/dL，Na：135mEq/L，K：1.6mEq/L，Cl：105/mEq/L，T-bil：0.5mg/dL，AST：23U/L，ALT：35U/L，LDH：205U/L，ALP：320U/L，CK：1,200U/L，CRP：1.5mg/dL，血糖値：92mg/dL，HbA1c：5.9%

認知・精神機能

認知機能：評価歴なし

うつ，不安：評価歴なし

身体機能（体調不良前）

BADL（基本的日常動作）	
Dressing（着替え）	自立
Eating（食事）	自立
Ambulation（移乗）	自立
Toileting（排泄）	自立
Hygiene（入浴）	自立
IADL（手段的日常動作）	
Shopping（買い物）	バスに乗ってスーパーに行く，たまに家族が買ってくる
Housekeeping（家事）	自立
Accounting（金銭管理）	自立
Food preparation（炊事）	自立
Transport（移動）	車の運転はしていない。バス利用可能
Telephone（電話）	出ることもかけることも可能
Taking medicine（服薬管理）	自分で管理している
AADL（高度日常生活動作）	
趣味，時間の使い方や過ごし方	若い頃は旅館の仲居。友人と行くカラオケが好き。

視力：眼鏡あり（最近の視力検査はなし），聴力：補聴器なし，コミュニケーション良好

排尿：夜間頻尿なし，口腔内：入れ歯なし，う歯の治療中

社会的環境

家族構成：旦那さんは5年前に肺がんで死亡。長女，長男がいる（家族図参照）。

住居環境：築30年の自宅での生活。

経済状況：年金暮らし

介護保険：取得なし

家族図

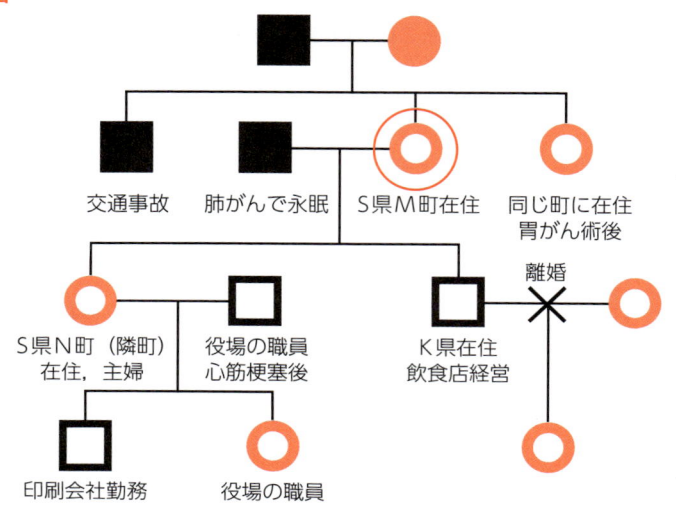

Hさん本人，家族の希望や人生観
旦那さんの分も自分が長生きしないといけないと家族に言っていた。

Hさんの薬に対する考えや思い
薬だけは毎日欠かさずに内服していた。ただ1日に薬を飲むのが10回もあるのは大変だった。

研修医：血液検査で著明な低カリウム血症を認めています。体動困難の原因にもなるのでしょうか？

指導医：そうですね。低カリウム血症の症状を**表1**にまとめています。Hさんの症状の原因と考えることができますね。

薬局長：低カリウム血症はどのような原因で起こるのか知っていますか？

かかりつけ薬剤師も読んでる！

Rx Info
調剤と情報

監 修 日本薬剤師会

8月号	下部尿路症状の治療とケア
9月号	処方解析に活かす心腎連関の考え方
10月号	高齢者の低栄養と薬

※特集タイトル、内容、および時期については変更となる場合がございます。（2018年7月現在）

 毎月1回 1日発行

 A4 変型判

1 冊
1,560円（税別・送料別）

年間購読料（12冊）
18,720円（税別・送料当社負担）

バックナンバーを試しにお読みいただけます！

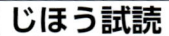 じほう試読 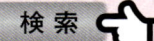 検 索

株式会社じほう http://www.jiho.co.jp/

〒101-8421 東京都千代田区神田猿楽町1-5-15 猿楽町SSビル／ TEL 03-3233-6333 FAX 0120-657-769
〒541-0044 大阪市中央区伏見町2-1-1 三井住友銀行高麗橋ビル／ TEL 06-6231-7061 FAX 0120-189-015

薬物療法の最新情報！

月刊 薬事

8月号	医師・薬剤師協働による 患者中心のポリファーマシー対策
9月号	新薬，新ガイドライン キャッチアップ！ 喘息・COPD
10月号	インフルエンザ 予防から治療までのホント

※特集タイトル、内容、および時期については変更となる場合がございます。（2018年7月現在）

毎月1回 1日発行　**A4変型判**

1冊
2,000円（税別・送料別）

年間購読料（12冊）
24,000円（税別・送料当社負担）

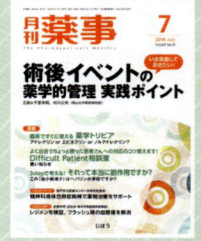

バックナンバーを試しにお読みいただけます！

じほう試読　検索

株式会社じほう　http://www.jiho.co.jp/

〒101-8421 東京都千代田区神田猿楽町1-5-15 猿楽町SSビル／ TEL 03-3233-6333　FAX 0120-657-769
〒541-0044 大阪市中央区伏見町2-1-1 三井住友銀行高麗橋ビル／ TEL 06-6231-7061　FAX 0120-189-015

表1　低カリウム血症の症状

心　臓	不整脈，伝導障害，ジギタリス中毒に注意
筋　肉	筋力低下，倦怠感，筋痙攣，テタニー，横紋筋融解症
消化管	イレウス
腎　臓	多尿，腎障害

研修医：「摂取不足（ダイエット，アルコール依存など）」，「細胞外から細胞内への移動（インスリン，甲状腺機能亢進症など）」，「排泄の増加（下痢，薬剤など）」があると以前勉強したことがあります。

指導医：すばらしい。原因はいろいろありますが，やはり頻度が高いものとして「薬剤性」は見逃したくないですね。Hさんの現病歴や薬の内容などから考えるとどうですか？

研修薬剤師：かなり可能性は高いと思います。みんなで以前学んだ「処方カスケード」になっていないか確認が必要だと思います（処方カスケードについては第5回を参照）。

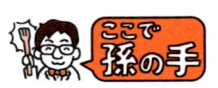**枝葉を整える**
（薬の有用性と副作用のリスクを評価する）

　今回のHさんの処方内容から図1のような「処方カスケード」が考えられました。アムロジン®（アムロジピン），リリカ®（プレガバリン）内服をきっかけに浮腫症状を認め，それに対してラシックス®（フロセミド）が投与され低カリウム血症が引き起こされ，またベイスン®（ボグリボース）による腹部症状に対して処方されていた薬によっても浮腫や低カリウム血症が惹起された可能性があります。

　では，今回の症例で気をつけたい薬について具体的に検討していきましょう。

1. アムロジン®（アムロジピン）

　高血圧治療の第一選択薬としてカルシウム（Ca）拮抗薬，特にアムロジピンは処方頻度の高い薬となっています。Ca拮抗薬は，L型Caチャネル拮抗を主作用として細動脈の強い拡張効果を示しますが，細静脈は拡張させないために毛細血管内圧が高くなり，浮腫を来すと考えられています。Ca拮抗薬による

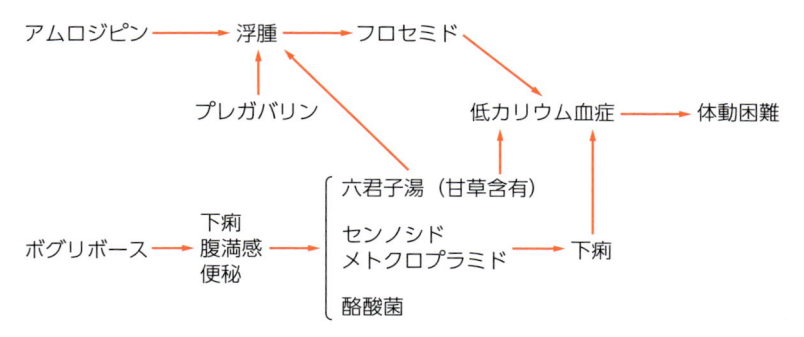

図1　Hさんの処方カスケード

浮腫は約11％で認められ，投与初期だけではなく長期内服しているうちに浮腫が出現してくることもあるため注意が必要です[1]。

2.　ツムラ六君子湯エキス顆粒（医療用）（六君子湯エキス）

　甘草を含め，8種類の生薬を含有しています。胃炎，消化不良，食思不振に対して用いられており，OTCとしても購入が可能です。甘草（グリチルリチンを含む）を含有しているために偽性アルドステロン症には注意が必要であり，浮腫や低カリウム血症を認める可能性があります。

3.　リリカ®（プレガバリン）

　プレガバリンは帯状疱疹後神経痛を中心に糖尿病性神経障害など，多くの神経障害性疼痛に対する適応が認められつつあります。しかし，腰部脊柱管狭窄症による坐骨神経痛患者に対するプラセボとの比較試験では，プラセボと比較し疼痛改善効果は認めなかったと報告されています[2]。プレガバリンによる副作用としては，眠気やふらつきが有名ですが，浮腫を来すこともありCa拮抗薬と同じようなメカニズムで起こるのではないかと推測されています[3]。今回の症例でも，プレガバリン内服をきっかけとして浮腫が引き起こされた可能性があります。

4.　ベイスン®（ボグリボース）

　α-グルコシダーゼ阻害薬は小腸上部での二糖類の分解を阻害し，糖質を小

腸全体でゆっくり吸収させる効果があります。HbA1c低下作用は0.5～1.0％で体重増加は来さず，単独では低血糖のリスクは低いといわれていますが，毎食直前内服はアドヒアランス低下につながる可能性があります。

　下痢，便秘，放屁，腹部膨満感といった症状を認めることがあり，Hさんの腹部症状の原因になっていた可能性があります。また腸管気腫性嚢胞症の原因にもなり，症例報告も散見されます[4),5)]。HさんのHbA1cは5.9％であり，ボグリボースによる腹部症状が出現している可能性があるため中止を検討します（高齢者の糖尿病治療については第9回を参照）。

> ▶ **コラム：**　しびれの原因は？

　しびれは日常診療でよく遭遇する症候ですが，多くの研修医の先生方が苦手とするところでもあります。また薬剤師さんも「しびれをよくする薬はないですか？」と患者さんから相談を受けることがあると思います。

　しびれを来す疾患は数多くあり，その原因をすべて網羅して考えることは非常に困難です。よく認め治療可能な原因として，ビタミンB12欠乏は見逃したくない一つです。ビタミンB12欠乏による末梢神経障害の特徴としては，比較的急性に発症し，上肢から発症する場合や上下肢の症状が同時期に認められることがあげられます[11)]。

　高齢者におけるビタミンB12欠乏の原因は，food-cobalamin malabsorption（FCM）が53％，悪性貧血が33％，原因不明が11％とFCMが約半数を占めると報告されています[12)]。FCMは，胃酸の分泌障害によって，動物性タンパクからビタミンB12を抽出できない病態をいいます。主な原因は胃粘膜の萎縮，プロトンポンプ阻害薬（PPI）やメトホルミンの長期使用，慢性アルコール摂取などがあります。米国糖尿病学会から発表されている糖尿病治療指針には，貧血や神経障害のあるメトホルミン内服患者に対しての定期的なビタミンB12測定を推奨しています[13)]。糖尿病患者さんの末梢神経障害をみたときに，糖尿病自体による末梢神経障害以外に，薬による影響も同時に考える必要がありますね。

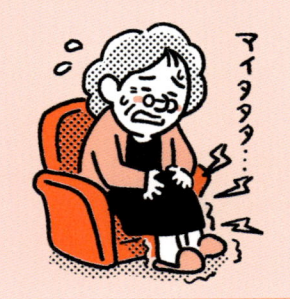

指導医：Hさんは緊急入院となり，低カリウム血症の補正を開始しました。内服していた薬剤は，薬局長とも相談しすべて中止とし経過をみる方針としました。

研修医：Hさんは治療開始後，細菌性肺炎を併発しましたが抗菌薬投与で速やかに改善しました。

研修薬剤師：全身状態安定後に降圧薬はACE阻害薬を開始し，脊柱管狭窄症に対してはHさんと相談しオパルモン®（リマプロストアルファデクス）を再開しました。脊柱管狭窄症に関しては非薬物療法も指導していく予定です。またベイスン®（ボグリボース）を中止しているため，糖尿病の悪化がないか退院後はしばらく当院で経過をみていく方針です。

薬局長：退院時の内服薬は以下のようになりました。

| ロンゲス®（リシノプリル）錠10mg | 1回1錠 1日1回 朝食後 |
| オパルモン®（リマプロストアルファデクス）錠5μg | 1回1錠 1日3回 毎食後 |

指導医：Hさんには「特定の薬が悪いのではなく，さまざまな薬が連鎖して起こったことで薬を処方してくれていた先生方も副作用を把握するのが極めて難しかった」と説明し納得してもらえました。

薬局長：Hさんの症例から学ぶことは多いですね。このような症例から得た教訓を共有していくことが大切になります。

指導医：この症例を経験したあと，近隣の病院や診療所の先生方と開催している連携カンファレンスで症例について詳細にフィードバックすることができました。C内科医院の先生は参加されていたのですが，A病院循環器内科，B病院整形外科の先生方にはうまくフィードバックすることができずに経過しています。このような症例を関係した医療機関とできる限り情報共有し，ポリファーマシーの問題理解を深めていくことが大切になります。

森を育てる（多職種連携や地域全体の関わり）

救急外来の失敗症例などから得た教訓を共有し，次の診療に活かしていくM＆M（Morbidity & Mortality）カンファレンスが米国を中心とし行われてい

ます。日本でも少しずつ浸透し，現在類似のカンファレンスを開催している施設が増えています。M&Mカンファレンスのポイントは，決して懲罰的であってはならず，その最終ゴールは患者診療の改善であることを参加者全員が理解することといわれています[6]。医療を提供する側にとっては数多くのなかの一度の失敗であっても，患者さんにとっては貴重な人生を左右する一生に一度の出来事になりえます。誰かの失敗は共有し，同じ失敗を次の誰かが繰り返さないように心がけることが大切です[7]。

ポリファーマシー症例に限りませんが，患者さんを担当している医療者は患者さんに良くなってもらいたいという善意があるなかで，自分の思いどおりにいかないことや予期せぬ失敗を経験します。その経験をできる限り共有できる環境を作っていくことが一つの解決策になると思います。例えばM&M（みんなで考える & Medication）カンファレンスなどを開催してみるのはどうでしょうか？　医師，薬剤師だけではなく他の医療スタッフや介護職の方も含めて，理解を深めていきたいですね。

▶ コラム：　たかがPTP，されどPTP

　救急外来では異物が体の中に入ってしまった患者さんの診察をする機会が多く，消化管・耳内・鼻内・眼内などさまざまな場所の異物に対して適切に対処する必要があります[8]。特に消化管異物は乳幼児や高齢者の誤飲を背景とし，日常診療でしばしば遭遇する病態です。乳幼児の誤飲は医薬品・たばこ・玩具・硬貨・ボタン電池などが多く，高齢者ではPTP（press through package）シートや義歯，食物塊の割合が多くなります。また違法薬物を密輸目的でコンドームなどに入れて意図的に飲み込む「body packing」などの特殊なケースも報告されています[9]。そのような異物のレントゲン写真を見ることは少ないと思われるので，一見をオススメします（笑）。

　異物の形状や位置，大きさなどを確認するためにまずX線検査を行います。しかし，PTPシートやプラスチック製品などのX線透過性物質の場合は，X線では診断が困難なことがあります。そのような場合には，CT検査などで確認していくわけですが，特にPTPシートの場合は材質によって見え方が異なるため注意が

次ページにつづく

必要といわれています（ポリ塩化ビニルは描出良好，ポリプロピレンは描出不良）。薬剤の種類と材質に関連はなく，同一薬剤でも剤形や含有量によって異なる可能性もあるといわれています[10]。また未開封であれば，薬剤が高吸収に，周囲の空気が低吸収となり特徴的な所見がみられることがありますが，開封済みの場合は描出が困難になる場合があり注意が必要です。

　高齢者のPTP誤飲については，突然の腹痛症状で来院され緊急手術を行った結果PTPシートが腸管に刺さっていて穿孔していたというケースがあります。本人は誤飲をしたという記憶がないことが多く，前述のように画像検査でも読影が困難なことがあり診断に難渋します。やはりPTPシートを自分で1錠ずつ切らないこと，内服薬の詳細をすぐ知るためにお薬手帳を常に携帯しておくことを指導し続けていきたいですね。

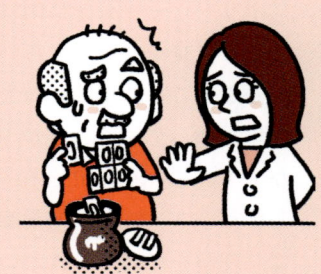

🏠 Takehome message

・電解質異常の原因の上位に「薬剤性」をあげる。
・症例から得た教訓を共有してこそ進歩する。
・PTP誤飲はやはり怖い。

【引用文献】
1) Makani H, et al：Peripheral edema associated with calcium channel blockers：incidence and withdrawal rate--a meta-analysis of randomized trials. J Hypertens, 29：1270-1280, 2011
2) Mathieson S, et al：Trial of pregabalin for acute and chronic sciatica. N Engl J Med, 376：1111-1120, 2017
3) Gallagher R, et al：Peripheral edema with pregabalin. CMAJ, 185：E506, 2013
4) Azzaroli F, et al：Pneumatosis cystoides intestinalis. World J Gastroenterol, 17, 4932-4936, 2011
5) Wu SS, et al：Images in clinical medicine. Pneumatosis cystoides intestinalis. N Engl J Med, 365：e16, 2011
6) 讃井將満，他・編著：エラーを防ごう！救急M＆Mカンファレンス．秀潤社，2014

7）太田　凡・監：ER・救急のトラブルファイル；診察室のリスクマネジメント．メディカルサイエンスインターナショナル，2007

8）Tseng HJ, et al：Imaging Foreign Bodies：Ingested, Aspirated, and Inserted. Ann Emerg Med, 66：570-582, 2015

9）Pinto A, et al：Radiological and practical aspects of body packing. Br J Radiol, 87：20130500, 2014

10）川田三四郎，他：異なるCT像を呈したPress Through Packageによる消化管穿孔の2例．日本腹部救急医学会雑誌，35：619-622, 2015

11）Saperstein DS, et al：Challenges in the identification of cobalamin-deficiency polyneuropathy. Arch Neurol, 60：1296-1301, 2003

12）Dali-Youcef N, et al：An update on cobalamin deficiency in adults. QJM, 102：17-28, 2009

13）American Diabetes Association：Pharmacologic Approaches to Glycemic Treatment: Standards of Medical Care in Diabetes-2018. Diabetes Care, 41（Suppl 1）：S73-S85, 2018

Case 2：HELP せん妄！
──轍から外れたら薬を使わずにもとに戻せるか考えよう

　第11回は救急外来に搬送されてきたポリファーマシー症例を通して，迅速に情報聴取を行い，処方を整理すること，そしてその経験を共有する大切さについて解説しました。第12回はポリファーマシーになるきっかけとしてよくあるせん妄症例について，見逃しやすい原因や治療・予防のポイントを解説していきます。それでは孫の手を用意して，みんなで楽しく学んでいきましょう！！

●前回のおさらい

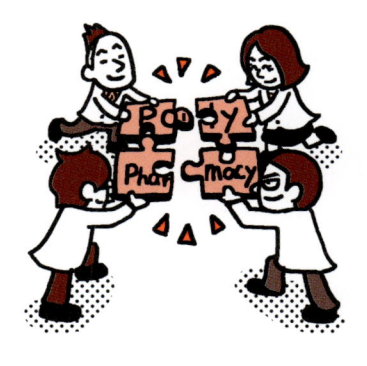

　まず第11回の最重要点を振り返ってみます。
・電解質異常の原因の上位に「薬剤性」をあげる。
・症例から得た教訓を共有してこそ進歩する。
・PTP誤飲はやはり怖い。

研修医：先日，誤嚥性肺炎で入院中の担当患者さんが夕方急にそわそわして「家に帰る，帰る」と言って，モニターを外し点滴も自己抜去で大変でした。セレネース®（ハロペリドール）を使ってもまったく落ちつかなかったので，看護師さんに先生なんとかしてくださいよという感じで見られてつらかったです…。

研修薬剤師：私も一緒にいましたが，ご家族に病院に来てもらいなんとか落ちついてくれました。

指導医：なるほど。いわゆる「せん妄」を起こしていたと考えられますね。せん妄は「意識混濁を背景に，注意力，見当識，認知機能，判断力が一過性に障害される状態」と考えられていますが，実際には「普通に会話をしていた高齢者が，急におかしくなった，言動がおかしい，会話がかみ合わない」

といったイメージですね。

薬局長：せん妄（delirium）の語源はラテン語の「delirare」で文字どおりの意味は「車の轍からはずれる」ですが，比喩的に「狂っている，混乱している」という意味があります。

研修医：いままでもせん妄を起こした患者さんを診療したことはあるのですが，とりあえず薬を使って落ちつかせるような対応をしてきました。しかし，なかなかうまくいかないためせん妄診療は苦手です。

指導医：せん妄をきっかけにしてポリファーマシーとなってしまう症例もあるため注意が必要です。

研修薬剤師：薬以外でうまく対応できる方法を知っておくことは大切ですね。

薬局長：そうですね。「せん妄と認知症の違いは？」，「せん妄は薬を使って寝てもらうしかない」などといった知識不足や誤解はまだ多いです。研修医の先生が経験した症例を通して，みんなで考えていきましょう。

症　例

【現病歴】

84歳，男性，Nさん

脳梗塞後より左不全麻痺があり，介護保険を利用しながら生活していた。来院2日前より38℃台の発熱，咳，痰症状が出現し，来院当日になり食事摂取が困難になったためN病院内科外来を受診した。精査の結果，誤嚥性肺炎と診断され同日より入院した。抗菌薬の点滴，絶食，酸素投与が開始された。入院2日目の夕方になり急に「ここはどこだ!? 家に帰るぞ」と言い出し，点滴を自己抜去した。せん妄と考えられたためセレネース®（ハロペリドール）を投与されたが改善に乏しかった。

【来院時バイタルサイン】

血圧：143/75mmHg，心拍：105/分，体温：37.6℃，呼吸数：24回/分，SpO_2：93%（room air），GCS：4-3-6

A診療所	
バイアスピリン® （アスピリン）錠100mg	1回1錠 1日1回 朝食後
ミカルディス® （テルミサルタン）錠40mg	1回1錠 1日1回 朝食後
リピトール® （アトルバスタチン）錠5mg	1回1錠 1日1回 朝食後
プルゼニド® （センノシド）錠12mg	1回2錠 1日1回 就寝前
ハルナール® （タムスロシン）錠0.2mg	1回1錠 1日1回 夕食後
レンドルミン® （ブロチゾラム）錠0.25mg	1回1錠 1日1回 就寝前

＊　＊　＊

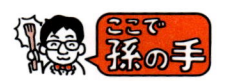 **ここで孫の手　木と向き合う（患者さん自身を知る）**

高齢者総合機能評価

医学的評価

既往歴

67歳　急性胆嚢炎で手術歴あり

73歳　前立腺肥大症で内服加療開始

82歳　脳梗塞（アテローム血栓性脳梗塞）発症。左不全麻痺あり

身長：165cm，体重：63kg

内服薬：記載の処方のみ（他の医療機関からの処方なし，OTCやサプリメントの内服なし）

アレルギー歴：なし

嗜好歴：喫煙は20本/日を約45年間あり（67歳で禁煙），飲酒：脳梗塞発症前はビール500mL/日を毎日，現在はなし

血液検査結果

WBC：16,500/μL，RBC：480×10^4/μL，Hb：13.5g/dL，PLT：24.5×10^4/μL，BUN：35.3mg/dL，Cre：0.9mg/dL，Na：142mEq/L，K：3.7mEq/L，Cl：108mEq/L，T-bil：0.6mg/dL，AST：18U/L，ALT：32U/L，LDH：205U/L，ALP：301U/L，CRP：18.5mg/dL，血糖：150mg/dL

認知・精神機能

認知機能：かかりつけ医での最近の評価は長谷川式簡易知能評価スケール14
　　　　　点

うつ，不安：評価歴なし

身体機能（入院前）

BADL（基本的日常動作）	
Dressing（着替え）	半介助
Eating（食事）	自立。むせこみは少ない。
Ambulation（移乗）	杖歩行。家の中は手すりを使って移動。
Toileting（排泄）	便器からの立ち上がりに介助が必要なことがある。
Hygiene（入浴）	デイサービスで入浴。家では入浴していない。
IADL（手段的日常動作）	
Shopping（買い物）	家族が行っている。
Housekeeping（家事）	家族が行っている。
Accounting（金銭管理）	家族が行っている。
Food preparation（炊事）	家族が行っている。
Transport（移動）	家族の車で病院に受診していた。
Telephone（電話）	対応できない。
Taking medicine（服薬管理）	家族管理
AADL（高度日常生活動作）	
趣味，時間の使い方や過ごし方	中学校の教師をしていた。ショートケーキが好き。

視力：白内障手術後，眼鏡使用なし，聴力：右耳に補聴器あり

排尿：夜間頻尿2〜3回あり，口腔内：う歯あり。部分入れ歯あり

社会的環境

家族構成：奥さんと二人暮らし。長男，長女がいる（家族図参照）

住居環境：築25年の自宅での生活。手すりや介護ベッドは整備されている。

経済状況：年金暮らし

介護保険：要介護2

家族図

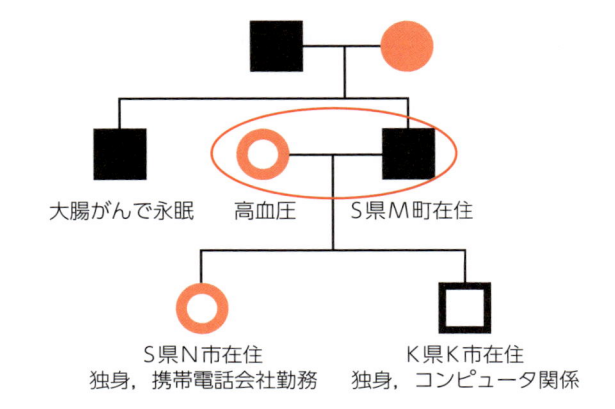

大腸がんで永眠　　高血圧　　S県M町在住

S県N市在住
独身，携帯電話会社勤務

K県K市在住
独身，コンピュータ関係

Nさん本人，家族の希望や人生観

家族は最近認知症が進んでいるのではないか心配している。脳梗塞をしてから元気がなくなっていて，年齢も考えるとあまり負担になり過ぎる治療は希望しない。

Nさんの薬に対する考えや思い

薬は言われたように飲んでいる。薬がないと寝られない。

 指導医：では皆さん，Nさんはなぜせん妄になったのでしょうか？

 研修医：う～ん。いろいろ原因がありそうです。例えば脳梗塞の既往があることや，高齢であることも関与していると思います。肺炎自体もせん妄を引き起こしそうです。

 研修薬剤師：薬剤もせん妄の原因になると思います。ポリファーマシーであることも気をつけたいです。

 薬局長：皆さんすばらしい。せん妄とは症状（状態）であり疾患ではないため，せん妄と診断したならば，その原因を同定する必要があります。しかし，せん妄は多種多様な原因とリスクによって引き起こされるため，全部を鑑別するのはなかなか難しいです。

指導医：せん妄の原因を考えるうえで，

①準備因子：患者背景（年齢，認知症や脳血管障害の既往）

②直接因子：単独でせん妄の原因となる因子（感染症，電解質異常，外傷，薬剤）

③誘発因子：せん妄を助長する因子（感覚障害，疼痛）

と分類されていることが多いです。実際にはそれぞれの因子のなかで，修正可能で介入できるものに迅速に対応していくことが大切です。

研修医：Beers criteria〔第6回を参照〕などを調べてみると，Nさんの薬剤のなかでは，H2受容体拮抗薬やベンゾジアゼピン系睡眠薬などがせん妄の原因になりやすいと思います。Nさんは入院後絶食になっていて，H2受容体拮抗薬が静注されてました。

研修薬剤師：Nさんの既往歴から，便秘や尿閉などにも気をつけないといけませんね。

薬局長：そうですね。このようにしっかり原因検索を行うことが大切です。原因を考えずに安易に鎮静薬を投与するのは厳禁です。

研修医：いや～，いままで全然原因を考えずに薬を投与していました。反省です…。

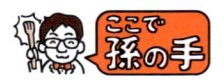枝葉を整える（薬の有用性と副作用のリスクを評価する）

　せん妄患者さんを診察するうえで，バイタルサインをチェックし致死的な原因（心筋梗塞，脳血管障害など）がないか考えていくことは重要です。そして，よくある見逃しやすい原因を忘れずにチェックし必要があれば適宜介入を行っていくことが大切になります。「せん妄のあいうえおかく」で覚えましょう（図1）[1]。

　特にせん妄を誘発する薬剤を表1にまとめます[2,3]。これらの薬剤は原疾患の治療において重要な役割を果たしていることもあるため，せん妄の原因薬剤だから即中止といかない場合があります。患者さんの服薬歴をOTCも含めて正確に把握し，個々の患者さんのせん妄リスクを評価したうえで薬剤の継続や中止を検討する必要があります。

　せん妄の薬物療法の適応としては，せん妄の原因になる要因に対して介入を

見逃しやすいせん妄の原因を「あいうえおかく」
でチェック

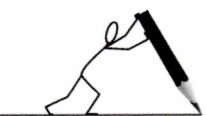

「あいうえおかく」

あ：アルコール
- アルコール離脱症状
- アルコール多飲歴を確認

→ ● ベンゾジアゼピン系薬剤を使用

い：痛み
- 痛みの原因を考える
- 外表面を確認し，四肢関節を触診
- 慢性疼痛の状態を確認

→ ● 適切な鎮痛を行う
　● 神経ブロックや硬膜外麻酔も考慮

う：うんち（便秘）
- 腹部触診
- 直腸診
- 便秘の原因となる薬剤を調べる

→ ● 便秘薬の使用
　● 摘便
　● 薬の調整

え：栄養（脱水，絶食）
- 粘膜乾燥の確認
- 本当に絶食や飲水制限が必要？

→ ● 飲水，細胞外液投与
　● 食事再開

お：おしっこ（尿閉）
- 下腹部触診
- エコーで確認

→ ● 間欠的導尿
　● 尿道カテーテル留置は必要なければ避ける

か：環境
- 暑くないか，寒くないか
- モニターや静脈ルートは必要？
- オムツの汚れを確認

→ ● 毛布の調整
　● 必要なければモニター中止
　● 夜間の点滴中止
　● 抑制はできる限り行わない
　● オムツの交換

く：クスリ
- 処方内容の確認
　（新規に始まった，変更になった，
　処方忘れ）

→ ● ベンゾジアゼピン系薬剤は
　　急に中止しない（離脱症状に注意）
　● せん妄を誘発する薬を避ける

図1　見逃しやすいせん妄の原因

〔Rosen T, et al：Adv Emerg Nurs J, 37：183-196, 2015より〕

表1　せん妄の原因となる薬剤

抗コリン作用を有する薬剤	抗ヒスタミン薬（クロルフェニラミン，ヒドロキシジンなど） 抗パーキンソン薬（ベンズトロピン，トリヘキシフェニジル） 抗うつ薬（アミトリプチリン，イミプラミン，パロキセチンなど） 抗精神病薬（クロルプロマジン，オランザピンなど） 抗不整脈薬（ジソピラミド） 制吐薬（プロクロルペラジン，プロメタジン） ムスカリン受容体拮抗薬（ソリフェナシン，トルテロジン）
ベンゾジアゼピン系睡眠薬	ベンゾジアゼピン系の離脱症状には注意
ステロイド	
H₂受容体拮抗薬	シメチジン，ラニチジン
鎮痛薬	麻薬，NSAIDs

〔American Geriatrics Society 2015 Beers Criteria Update Expert Panel：J Am Geriatr Soc, 63：2227-2246, 2015／Alagiakrishnan K, et al：Postgrad Med J, 80：388-393, 2004より〕

行っても効果がなく，以下を満たす場合と考えられています[4]。

①本人，周囲の患者，医療スタッフに危険が生じる可能性が高い場合

②重要な治療（人工呼吸器管理，CVカテーテル管理など）が継続できない場合

　薬物療法を行う場合は，使用する薬剤の特徴を理解しなければいけません。副作用（錐体外路症状，過鎮静）のモニタリングを行い，不要になれば減量・中止を考慮します。認知症高齢者への非定型抗精神病薬投与は死亡率を上昇させるといわれており[5]，不必要な投与は厳禁です。

　せん妄の薬物療法として頻用されるセレネース®（ハロペリドール）の注意点としては以下があります。

①投与方法として経口，筋注，静注があるが，FDAは静注に関しては危険性から認可していない。

②初期投与量は，2.5〜5mgとしていることが多いが，特に高齢者の場合はその半量から開始することが望ましい（always start low and go slow）。

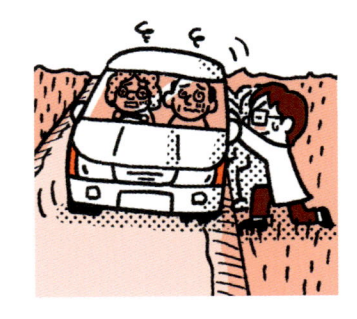

③催眠作用は弱い。

④錐体外路症状，QT延長に十分な注意が必要。静注時はモニター装着が望ましい。

研修医：Nさんの誤嚥性肺炎は抗菌薬で改善したのですが，せん妄を発症してから認知機能が低下してしまいました。結果的には，非定型抗精神病薬のリスパダール®（リスペリドン）が追加となり，残念ながら施設に入所されました。

研修薬剤師：そうなんですか～。やはりせん妄の発症を予防することは大切ですね。

指導医：そうですね。せん妄は日常診療でよく遭遇する病態ですが，その予後は不良です。

薬局長：医師も含め，看護師・薬剤師などが実践的なせん妄の教育を受ける機会が少ないのが現状です。せん妄は時間帯によって症状が変動する特徴があり，また知識不足も重なり，看護師や薬剤師が自信をもって医師にせん妄の発症や疑いを報告することが難しい状況もあります。

指導医：ただ，せん妄に対して多職種で予防・対応する取り組みを行っている施設は増えています。

研修薬剤師：Nさんの症例を教訓に，他のスタッフの方たちと一緒にせん妄予防に取り組んでいきたいと思います。そうすることで不必要な薬が減りポリファーマシーを防ぐことにつながりますね！

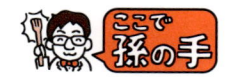 ## 森を育てる（多職種連携や地域全体の関わり）

　せん妄を発症した場合は，退院後の死亡率の上昇，施設への入所や認知症発症のリスクも高くなるといわれています[6]。特にせん妄は，潜在する認知症を暴くことがあります。診断されていない軽微な認知症のある患者さんが入院中にせん妄となり，その後詳細な評価を受けると認知症が判明することがあるわけです。せん妄は種々の要因が重なりあって発症することから，多職種（医師，看護師，薬剤師，介護助手，事務職員なども含めて）が連携し，多方面から総合的にアプローチすることが効果的であると考えられます。せん妄の発症や転倒などの防止を目的とした多角的非薬物療法の介入効果に関する研究では，せん妄発症予防，転倒予防に効果的であったと報告しています[7]。

　せん妄の予防プログラムとしては，2000年に発表されたHELP（Hospital Elder Life Program）が欧米を中心に導入されています（http：//www.

hospitalelderlifeprogram.org/）。

　主な介入内容を**表2**にまとめてみます[8],[9]。一つひとつの取り組みは一見あたりまえかもしれません。しかし，それをみんなでしっかり実践することによってせん妄が予防されることは，多くの患者さんの利益につながります。ポリファーマシーを防ぐためにも，多職種でせん妄患者さんをHELPしていきましょう。

表2　HELPの概要と介入内容

刺激や方向づけ	●担当スタッフの名前やその日のスケジュールをボードに書く ●会話，回想，ゲームを行う
運動	●定期的な歩行や可動域訓練 ●抑制帯や膀胱留置カテーテルなどの使用は最小限にする
聴力補助	●補聴器や必要に応じて耳掃除など
睡眠補助	●温かい飲み物を飲む，リラックスできる音楽，マッサージなどの非薬物的睡眠介入や環境調整
視力補助	●眼鏡や拡大レンズの使用 ●大きな文字で書いてあるものを使用する
水分や食事	●飲水を促す ●不必要な絶食は控える
教育や連携	●高齢者ケア専門チームの関与 ●介護者への教育 ●地域との連携

〔Inouye SK, et al：N Engl J Med, 340：669-676, 1999／Inouye SK, et al：J Am Geriatr Soc, 48：1697-1706, 2000より〕

▶ **コラム：　手は口ほどにものを言う**

　「目は口ほどにものを言う」という言葉があります。情のこもった目つきは，口で言うのと同じくらいに相手に気持ちが伝わるものだということを表しています。長年連れ添ったご夫婦ならば，アイコンタクトだけですべてが伝わってしまうなんてこともあるかもしれませんね（笑）。

　せん妄が疑われる患者さんをベッドサイドで診察するときには，短時間で有用

次ページにつづく

な情報を得る必要があります。患者さんの目つきが変わったなどでせん妄を疑うこともありますが，目だけではなく手の動きにも注目してみてください。Carphology（目的もなく寝具をつかむ動作），floccillation（宙をつかむような動作）といった異常な手の動きとせん妄の関連を調べた研究では，感度14％，特異度98％，陽性尤度比6.8，陰性尤度比0.88と報告されています[10]。このような異常な手の動きがないからといってせん妄は除外できませんが，認めればせん妄の可能性が高くなります。患者さんの「手」から発せられた訴えを見逃さずに診察していきましょう。

注：尤度比は1より大きいほど疾患の確率を上げ，1より小さいほど（0に近いほど）疾患の確率を下げます。尤度比＝1はまったく役に立たない所見で，診断確定にも除外にも動かないものとなります。一般的に尤度比が5以上もしくは0.2以下で中くらい，10以上もしくは0.1以下ですごく使えるとされています。ただ検査前確率に結果は左右されますので注意が必要です。尤度比についての詳細は成書を参照ください。

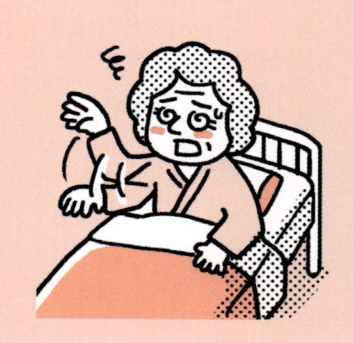

🏠 Takehome message

- 見逃しやすいせん妄の原因を「あいうえおかく」でチェックする。
- せん妄の非薬物療法に強くなる。とりあえず〇〇ネースは厳禁。
- せん妄患者を多職種でHELP！！。

【引用文献】

1）Rosen T, et al：Assessment and management of delirium in older adults in the emergency department：Literature review to inform development of a novel clinical protocol. Adv Emerg Nurs J, 37：183-196, 2015

2）American Geriatrics Society 2015 Beers Criteria Update Expert Panel：American Geriatrics Society 2015 Updated Beers Criteria for Potentially Inappropriate Medication Use in Older Adults. J Am Geriatr Soc, 63：2227-2246, 2015

3）Alagiakrishnan K, et al：An approach to drug induced delirium in the elderly. Postgrad Med J, 80：388-393, 2004

4）Inouye SK：Delirium in older persons. N Engl J Med, 354：1157-1165, 2006

5）Schneider LS, et al：Risk of death with atypical antipsychotic drug treatment for dementia：meta-analysis of randomized placebo-controlled trials. JAMA, 294：1934-1943, 2005

6）Witlox J, et al：Delirium in elderly patients and the risk of postdischarge mortality, institutionalization, and dementia：a meta-analysis. JAMA, 304：443-451, 2010

7）Hshieh TT, et al：Effectiveness of multicomponent nonpharmacological delirium interventions：a meta-analysis. JAMA Intern Med, 175：512-520, 2015

8）Inouye SK, et al：A multicomponent intervention to prevent delirium in hospitalized older patients. N Engl J Med, 340：669-676, 1999

9）Inouye SK, et al：The Hospital Elder Life Program：a model of care to prevent cognitive and functional decline in older hospitalized patients. J Am Geriatr Soc, 48：1697-1706, 2000

10）Holt R, et al：A prospective observational study to investigate the association between abnormal hand movements and delirium in hospitalised older people. Age Ageing, 44：42-45, 2015

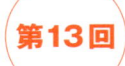

Case 3：PPI（プロトンポンプ阻害薬）で，PPI（ピンピン生きる）になれる!?

第12回はポリファーマシーになりやすいせん妄症例を通して，原因検索をしっかり行い多職種で発症予防を行う重要性を学びました。第13回は多くの患者さんに処方されているPPIの適応や副作用について，そして施設入所時に薬物調整を行ううえでのポイントを解説していきたいと思います。それでは，孫の手を用意して，みんなで楽しく学んでいきましょう！！

●前回のおさらい

まず第12回の最重要点を振り返ってみます。

・見逃しやすいせん妄の原因を「あいうえおかく」でチェックする。
・せん妄の非薬物療法に強くなる。とりあえず○○ネースは厳禁。
・せん妄患者を多職種でHELP！

 指導医：それでは今回も症例を通してみんなで学んでいきましょう。

 研修薬剤師：木と向き合い（患者さん自身を知る），枝葉を整え（薬の有用性と副作用のリスクを評価する），森を育てる（多職種連携や地域全体の関わり）のステップを意識してアプローチしていきたいと思います。

症　例

【現病歴】

87歳，女性，Sさん

脳出血後遺症に伴う不全麻痺と脊椎圧迫骨折による慢性腰痛がある方。自宅内で転倒し大腿骨頸部骨折を受傷し手術を受けた。リハビリテーションを行い自宅での生活に戻ったが，ADLの低下が進んだ。要介護3となり，このたび特別養護老人ホームに入所となった。入所の1〜2カ月前より下痢症状が出現しかかりつけの病院から整腸薬などが追加となっていた。入所後も下痢症状が続く

ため，施設スタッフがかかりつけの薬局に相談した。

N病院内科	
アムロジン®（アムロジピン）錠10mg	1回1錠 1日1回 朝食後
タケプロン®（ランソプラゾール）錠15mg	1回1錠 1日1回 朝食後
カロナール®（アセトアミノフェン）錠300mg	1回1錠 1日1回 朝食後
アルファロール®（アルファカルシドール）錠0.25μg	1回1錠 1日1回 朝食後
ミヤBM®（酪酸菌）錠20mg	1回1錠 1日3回 毎食後
フェロベリン®（ベルベリン）配合錠	1回2錠 1日3回 毎食後
マイスリー®（ゾルピデム）錠5mg	1回1錠 1日1回 就寝前

＊　　＊　　＊

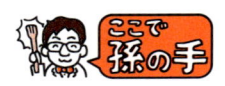 **木と向き合う（患者さん自身を知る）**

高齢者総合機能評価

医学的評価

既往歴

70歳　健診で高血圧の指摘を受けN病院を受診。薬物療法開始

83歳　左被殻出血。右不全麻痺あり

84歳　脊椎圧迫骨折で入院加療歴あり

87歳　右大腿骨頸部骨折で人工骨頭置換術後

身長155cm，体重45kg

内服薬：記載の薬と市販のグルコサミンを内服

アレルギー歴：抗菌薬でアレルギー歴あり

嗜好歴：喫煙なし，飲酒は脳出血以降なし，それまでは機会飲酒程度

血液検査結果

WBC：7,000/μL，RBC：495×10^4/μL，Hb：11.5g/dL，PLT：30.5×10^4/μL，
BUN：26.3mg/dL，Cre：0.85mg/dL，Na：143mEq/L，K：3.2mEq/L，Cl：
109mEq/L，Ca：8.6mg/dL，T-bil：0.8mg/dL，AST：14U/L，ALT：30U/L，

LDH：195U/L，ALP：297U/L，CRP：0.1mg/dL，血糖：120mg/dL

認知・精神機能

認知機能：長谷川式簡易知能評価スケール18点，短期記憶障害あり，昼夜逆
　　　　　転がときどきある

うつ，不安：大腿骨頸部骨折後から悲観的な言動が多い

身体機能（施設入所前）

BADL（基本的日常動作）	
Dressing（着替え）	半介助
Eating（食事）	半介助，軽度むせあり
Ambulation（移乗）	起き上がりに軽介助必要なときあり。 なんとかつかまり歩行可
Toileting（排泄）	部屋のすぐ横にあるトイレを使用。 夜間はオムツ使用あり
Hygiene（入浴）	デイサービスでの入浴のみ
IADL（手段的日常動作）	
Shopping（買い物）	家族のみ
Housekeeping（家事）	家族のみ
Accounting（金銭管理）	家族のみ
Food preparation（炊事）	家族のみ
Transport（移動）	家族の車や施設の車で移動
Telephone（電話）	使用不可
Taking medicine（服薬管理）	家族管理
AADL（高度日常生活動作）	
趣味，時間の使い方や 過ごし方	若いころは海女さんをしていた。旅行が好きだった

視力：眼鏡使用あり，聴力：補聴器なし，排尿：夜間頻尿2～3回あり，口腔内：総入れ歯

社会的環境

家族構成：長女夫婦との3人暮らし。子供は長女，次女がいる（家族図参照）

住居環境：築20年の自宅での生活。手すりや介護ベッドは整備されていた。

経済状況：年金暮らし

介護保険：要介護3。週3回デイサービス利用。月2回ショートステイを利用

家族図

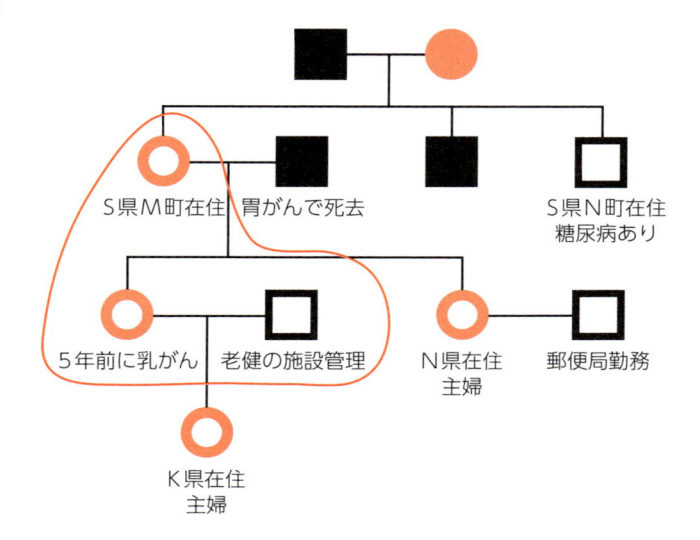

S県M町在住　胃がんで死去

S県N町在住
糖尿病あり

5年前に乳がん　老健の施設管理

N県在住
主婦

郵便局勤務

K県在住
主婦

Sさん本人，家族の希望や人生観

脳出血をしてから体が不自由になって，最近は骨折もしてできれば早くあの世にいきたい。

Sさんの薬に対する考えや思い

骨折で入院した後から薬が増えた。飲むのが大変。

　薬局長：先日，特別養護老人ホームに入所された患者さんの薬の内容について，施設のスタッフから相談があった症例です。入所1〜2カ月前から下痢症状があるそうで，整腸薬などを内服しても良くならず，お尻もただれて痛みの訴えもあるためスタッフも困っているそうです。

　指導医：なるほど。下痢の原因をしっかり考える必要がありますね。

　研修医：よく経験するのは急性腸炎などですが…。

　研修薬剤師：2カ月くらい続くとなるとウイルス性腸炎などではないかもしれません。

指導医：そうですね。下痢症は急性と慢性で考えるべき原因も変わってきます。4週間以上続く下痢症は慢性下痢症として考えます。慢性下痢症の原因は浸透圧性下痢，脂肪性下痢，炎症性下痢，分泌性下痢と整理して原因検索を行うことが多いです。特に多い原因は，過敏性腸症候群，薬剤性，乳糖不耐症，甲状腺機能亢進症などがあります。

薬局長：薬剤性の下痢症を起こしやすい薬は知っていますか？

研修医：抗菌薬は下痢を起こしやすい印象があります。

研修薬剤師：NSAIDsやPPIも下痢の原因になるため気をつけるように教えてもらったことがあります。

薬局長：そうですね。今回の症例はPPIによる慢性下痢症の可能性も考えられました。大腿骨頸部骨折の入院時に胸やけ症状があったためPPIが処方された模様ですが，症状改善後もそのまま継続されていたそうです。

指導医：PPIを処方されている患者さんは多くいらっしゃいますね。消化性潰瘍や逆流性食道炎などには効果的ですが，その反面安易に処方され漫然と継続されているケースも多くなっています。PPIの副作用も近年非常に注目されています。一度みんなでしっかり学んでみましょう。

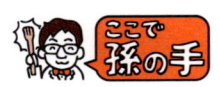 **枝葉を整える**
（薬の有用性と副作用のリスクを評価する）

　PPIは，現在世界中で非常に処方頻度の高い薬剤です。2015年度医療用医薬品製品別国内売上高によると，ネキシウムが6位，タケプロンが27位，パリエットが45位と50位以内に3薬剤がランクインしています[1]。しかし，高齢者に処方されているPPIの多くが不適切処方である可能性や，適切な消化器疾患の診断がなくPPIが処方されていることも多いと報告されています[2,3]。

1．PPIの保険適用

　まず，PPIの保険適用をいま一度確認してみましょう（表1）。

表1　PPIの保険適用

適応症	投与期間
1.　胃潰瘍，吻合部潰瘍	8週間まで
2.　十二指腸潰瘍	6週間まで
3.　逆流性食道炎	8週間まで
4.　再発・再燃を繰り返す逆流性食道炎の維持療法	長期処方可能
5.　非びらん性胃食道逆流症	4週間まで
6.　低用量アスピリン投与時における胃潰瘍または十二指腸潰瘍の再発抑制	長期処方可能
7.　NSAIDs投与時における胃潰瘍または十二指腸潰瘍の再発抑制	長期処方可能
8.　ヘリコバクター・ピロリの除菌の補助	7日間

　では代表的なPPIの効果についてまとめてみます。

（1）逆流性食道炎

　逆流性食道炎は高齢者を中心に，多くの患者さんが症状に悩まされている疾患の1つです。PPIの効果は多くの研究で証明されています。胸やけ症状の改善効果は，プラセボと比較するとリスク比（risk ratio：RR）が0.37［95％CI：0.32-0.44］と約60％の症状減少効果があり，NNT（number needed to treat）2～3人と治療効果が高いことがわかっています[4]。

（2）消化性潰瘍

　消化性潰瘍の治癒については，プラセボやH2受容体拮抗薬と比較し治療効果は優れていると報告されています[5]。出血性潰瘍のPPI治療は，再出血率や手術回避率の改善効果は示されていますが，全体の死亡率低下ははっきりしていません[6]。

（3）低用量アスピリン，NSAIDsの潰瘍予防

　低用量アスピリンやNSAIDsを長期に内服されている患者さんは，高齢者を中心に非常に多くなっています。NSAIDs内服による潰瘍発生リスクの研究では，ピロリ菌陰性でNSAIDs内服なしの患者さんと比較すると，NSAIDsを内

服することで19.4倍潰瘍ができやすくなると報告されています[7]。

そのようななかでPPIの潰瘍予防効果は複数の報告で証明されています。PPIを併用することで有意に消化性潰瘍（RR：0.27 [95% CI：0.17-0.42]），消化管出血（RR：0.50 [95% CI：0.32-0.80]）を低下させると報告されています[8]。また，低用量アスピリン使用時のPPI併用はH_2受容体拮抗薬に比べても消化管イベントが少ない〔オッズ比（odds ratio；OR）：0.28 [95% CI：0.16-0.50]〕ことも示されています[9]。ただ，アスピリン，NSAIDs内服患者全例に予防投与するのではなく，高リスク群（消化性潰瘍の既往，抗血小板薬2剤併用または抗凝固薬併用，60歳以上でステロイド使用など）を見極めて必要な症例に限って予防するように推奨されています[10]。

2. PPIの副作用

次にPPIの副作用についてまとめます（**表2**）。近年PPIの副作用は非常に多く報告されています。胃にやさしい薬だから体にもなんとなくいいと思いがち

表2　PPIの気をつけたい副作用

肺　炎	市中肺炎のリスクが高くなる。 OR：1.49 [95%CI：1.16-1.92][11] ＊研究間で結果のばらつきがあるため解釈に注意が必要
下　痢	collagenous colitis（膠原線維性大腸炎），small bowel bacterial overgrowth（小腸細菌過剰増殖症候群）などが原因となる。
Clostridium difficile **感染症**	初発・再発ともにリスクが高くなる。 OR：1.74 [95%CI：1.47-2.85][12]
骨　折	股関節骨折 HR：1.30 [95%CI：1.19-1.43]，椎体骨折HR：1.56 [95%CI：1.31-1.85]が増える[13]
鉄欠乏	1日の用量が鉄欠乏症リスクと正の相関を示し，使用中止によりリスクは低下。OR：2.49 [95%CI：2.35-2.64][14]
ビタミンB$_{12}$欠乏	胃酸が抑制されると，食物からのビタミンB$_{12}$の遊離が低下し内因子との結合が起こりにくくなる。 OR：1.65 [95%CI：1.58-1.73][15]
低マグネシウム血症	PPIの使用で低マグネシウム血症による入院リスクが高くなる。 OR：1.43 [95%CI：1.06-1.93][16]
慢性腎臓病	PPI使用によってCKD発症リスクが高くなる。 HR：1.5 [95%CI：1.14-1.96][17]

ですが，実はそうではないのです。

3. PPIの減薬方法

　PPIをいざ中止しようと思ってもなかなかうまくいかないこともあります。特に長期内服中の患者さんが，突然中止するとrebound hyperacidityとよばれる中止後の酸分泌過多を来すことがあるため注意が必要です。カナダのオンタリオのOPEN（Ontario Pharmacy Research Collaboration）という団体がPPIの減薬のアルゴリズムを発表しています[18]。具体的な減量や中止方法，非薬物療法，症状再燃時の対応などのポイントがまとまっています（図1）。

　PPIの効果と副作用，そして減薬についてまとめました。PPI開始時には中止時期もしっかり考えることや，入院中に開始した場合に退院後もだらだらと継続せずに中止できないか検討することが重要です。胸やけなどの消化器症状に対しては非常によく効く薬剤であるため，一方的に減薬・中止はせずに患者さんの希望や考えもしっかり把握したうえでお互いに満足のいく処方に近づけていきましょう。

研修薬剤師：KさんはPPIを中止後に下痢症状は改善し，胸やけなどの症状もなく落ち着いているそうです。

指導医：それはよかったです。施設だと減薬後の経過観察がしやすいですね。

研修医：今回の症例は特別養護老人ホームへの入所に際して相談を受けた症例ですが，施設入所時に薬の相談や調整を行うことは多いのでしょうか？

薬局長：「平成27年度介護老人保健施設における薬物治療の在り方に関する調査研究事業」[19]では老健施設の管理医師の約8割が，入所時に利用者の薬剤処方の見直しを行っているという結果があります（ほぼ必ず見直す4割，場合によって見直す4割）。

研修医：なるほど。多くの先生が薬剤の見直しを行っているのですね。

指導医：そうですね。ただこの調査のなかで，「入所中に減薬した薬が，退所後にもとに戻って利用者が再入所したという経験」を約3割以上の医師が

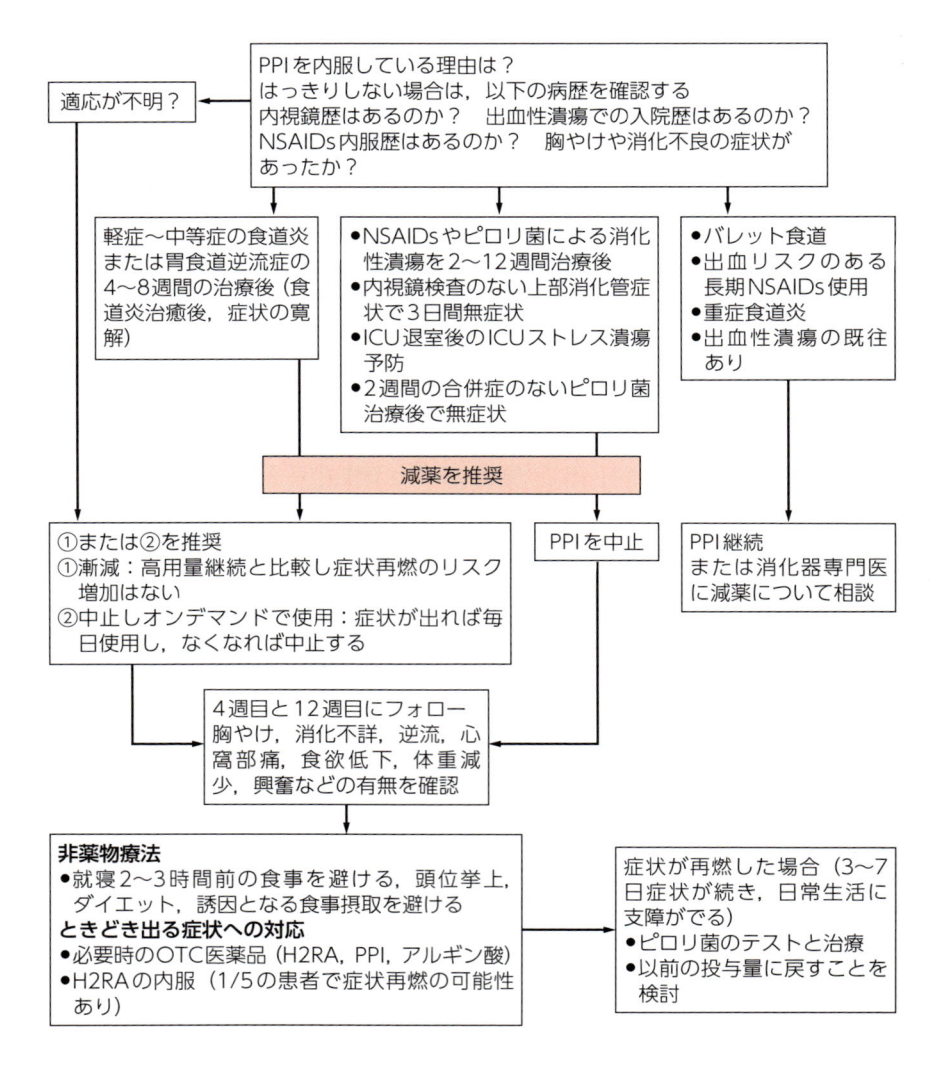

図1　PPI減薬のアルゴリズム

〔Farrell B, et al：Can Fam Physician, 63：354-364, 2017より〕

経験したことがあると答えています。なかなかうまくいかない現状も示しています。

　研修薬剤師：実は施設のことについていままで学んだことはほとんどありませんでした…。

薬局長：施設といってもさまざまですし，患者さんがどのような施設に入所するのか，そしてその施設ではどのようなスタッフがいて，どのような医療や介護が提供されているか知る必要がありますね。

指導医：福祉・介護関係の方は，医療者は当然それを理解したうえで連携をしていると考えてしまうこともあります。多職種連携を進めていくうえでも，理解を深めておくことも大切ですね。

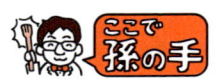

森を育てる（多職種連携や地域全体の関わり）

　施設入所の方の薬物調整を行ううえで，まず各施設の特徴を知る必要があります。ついついそのような内容は医師や薬剤師は「知ったかぶり」をしてしまいがちです（笑）。代表的な施設の特徴を把握しておきましょう。

1．特別養護老人ホーム（介護老人福祉施設）

　「特養（とくよう）」とよばれることが多く，重度の介護を必要とする高齢者の生活施設です。終身利用を目的に，重度認知症やADLの低下した人など常時介護を必要とする人が入所しています（原則として要介護3以上）。医療行為はあまり行われず，看護師の人数も最低限になっています（基本は日勤のみ）。頻回の点滴や胃ろう管理や痰の吸引などの処置が多くなる場合には特養での対応は困難になります。医師の診察については，嘱託医という制度で，ほとんどは外部の医師を非常勤として契約しています。週数回の訪問診療で定期処方を継続するのが主な診療となります。自分の診療の合間に特養の対応をしているケースがほとんどであり，細やかな対応はなかなか難しいことがあります。

2．老人介護保健施設

　「老健」とよばれることが多く，在宅復帰を目指して一時的に入所しリハビリを提供する施設です。医師，看護師が常勤しており，痰の吸引などが多く必要な方でも入所できます。入所期間は3カ月程度とされており，定期的に入居継続の可否が検討される仕組みですが，実際には3カ月では自宅復帰できない人も多く，入所が長期化することもあります。一般的には検査や処置については包括請求として施設側が負担する仕組みになっています。ですので，高額な

薬剤や不必要と判断された薬剤を中心に減薬・中止が検討されることがあります。

3. 介護療養型医療施設

「療養型」とよばれており，重度の介護が必要で，さらに医療行為（中心静脈栄養，胃瘻管理，喀痰吸引，創部処置など）が長期的に必要となる方が対象となります。複数の常勤医師がいて診察や処置を実施しています。病院と近い入所形態と考えられます。

これらの3種の介護保険施設については，それぞれの基本的性格はあるものの各施設によって運用はさまざまです。また今回取り上げた施設以外にも，高齢者を支えていく施設は数多くあります。各施設の理念や方針，職員の実践力によってケアの質にばらつきが大きい現状もあります。施設入所時などに適切な薬剤調整を行うためには，施設について基本的な知識をもち日頃から施設職員と顔のみえる関係性を作っていくことが大切になりますね。

これらの施設では，原則的に診察・健康管理などの介護保険給付は基本施設サービス費に包括されています。医療費がサービス費を上回ると施設の「持ち出し」になるため，高額な医療費（処方薬など）がかかる場合は施設利用が困難となる場合があります（**表3**）[20]。

表3　介護保険3施設の利用が困難となりやすい重症患者例

扱いの難しい医薬品の投与	・薬価の高額な医薬品（抗がん薬，新薬など） ・専門外の医薬品（精神疾患の治療薬など） ・投与量などコントロールが難しい医薬品（インスリン，ワルファリンなど） ・服薬にあたって介助を要する医薬品（インスリン，坐位での服薬など） ・保管・管理が難しい医薬品（麻薬など）
高額な医薬品の投与	・抗認知症薬 ・抗てんかん薬 ・精神科系の薬 ・感染症治療薬（抗菌薬，抗真菌薬，抗ウイルス薬） ・新薬 ・緑内障点眼薬

受け入れの難しい医療機器の使用	・人工呼吸器 ・人工透析 ・酸素療法
その他	・認知症の行動・心理症状（BPSD）がある患者（特に徘徊） ・積極的な治療や高度なリハビリを希望している患者 ・高額な薬剤を使用しており，薬剤の変更が難しい患者 ・提供できない医療機器の利用を希望する患者（特に人工呼吸器と人工透析，受け入れ上限がある場合を含む） ・家族などと治療方針・看取り方針が食い違う患者

BPSD：behavioral and psychological symptoms of dementia
日本慢性期医療協会．がん患者の介護保険施設等における療養の実態に関する横断的な調査研究事業報告書．2015年3月をもとに作成

〔関口健二，他・編：Hospitalist, 4：p616, 2017〕

▶ コラム：　PPK（ピンピンころり）が理想だけど…。

　「先生，ピンピン生きてコロリと死ぬにはどうしたらいいかなぁ？」と高齢の患者さんから相談されることがあります。「どうしてそのように思われるのですか？」とお聞きすると「旦那はもう死んでいないし，息子たちもそれぞれ家庭をもって遠方にいるしね。もう十分生きたから，誰にも迷惑をかけずに死にたいのよ」と。

　2013年の日本人の平均寿命は男性80.2歳，女性86.6歳となっていますが，健康寿命は男性71.2歳，女性74.2歳となっています[21]。それぞれの差を計算すると9歳，12歳くらいになりますね。単純に考えるとその時間はピンピンではなく，少しずつ体が衰え医療や介護の力をかりて支え合って生きていく必要があるわけです。ピンピンコロリとはなかなかうまくいかない現実があります。

　「ピンピン生きてコロリと死んでいくためにどのような医療や介護を受けたいか息子さんや娘さんたちと話をしたことがありますか？」と尋ねてみると，多くの方がそのような話はしたことがないと答えます。実際に，人生の最終段階における医療に関する意識調査において，「死が近い場合に受けたい医療や受けたくない医療について家族と話し合ったことがあるか？」という問いに対して，詳しく話し合ったことがあると答えた方の割合は一般の方で2.8％，医師で9.7％と

次ページにつづく

いう結果でした[22]。明らかに皆その大切さに気づいていながら，あまり触れようとしない話題なのかもしれません。

　ここ数年，ACP（advance care planning）の取り組みが注目されています。ACPは「今後の治療・療養について患者・家族と医療従事者があらかじめ話し合う自発的なプロセスである」と定義されています[23]。しかし一般の人にはまだなじみがありませんし，医療者もどのようにACPを進めればいいのか悩ましいこともあります。私自身は例えば「自分が亡くなったときにどんな服を着ていたいですか？」，「亡くなる間際に聞きたい音楽とかありますか？」といったことを患者さんに聞いてみたり，またそのような内容でいいからご家族と話をしてみてはと患者さんに提案することがあります。そのような何気ない会話がきっかけとなり，やがてそのときが訪れたらどのように死を迎えるか，どんな終末期医療を希望するか，残された家族やお世話になった人たちが困らないように準備をしておくことも大切だと理解できるのかもしれません。

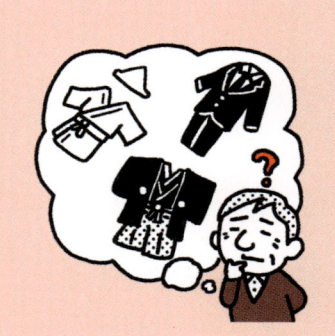

🏠 Takehome message

- ・PPIは「胃にやさしいから体にやさしい」とは限らない。
- ・施設といってもさまざま。共通の知識と情報共有が大切。
- ・ピンピンコロリは難しい。だからあらかじめみんなで話し合おう。

【引用文献】
1）日刊薬業：2015年度決算・医療用医薬品国内売上高ランキング
2）Forgacs I, et al：Overprescribing proton pump inhibitors. BMJ, 336：2-3, 2008
3）Pasina L, et al：Prevalence and appropriateness of drug prescriptions for peptic ulcer and gastro-esophageal reflux disease in a cohort of hospitalized elderly. Eur J Intern Med, 22：205-210, 2011
4）Sigterman KE, et al：Short-term treatment with proton pump inhibitors, H_2-receptor antagonists and prokinetics for gastro-oesophageal reflux disease-like symptoms and endoscopy negative reflux disease. Cochrane Database Syst Rev, CD002095, 2013

5) Salas M, et al : Are proton pump inhibitors the first choice for acute treatment of gastric ulcers? A meta analysis of randomized clinical trials. BMC Gastroenterol, 2 : 17, 2002

6) Leontiadis GI, et al : WITHDRAWN : Proton pump inhibitor treatment for acute peptic ulcer bleeding. Cochrane Database Syst Rev, CD002094, 2010

7) Huang JQ, et al : Role of Helicobacter pylori infection and non-steroidal anti-inflammatory drugs in peptic-ulcer disease : a meta-analysis. Lancet, 359 : 14-22, 2002

8) Tran-Duy A, et al : Should patients prescribed long-term low-dose aspirin receive proton pump inhibitors? A systematic review and meta-analysis. Int J Clin Pract, 69 : 1088-111, 2015

9) Mo C, et al : PPI versus histamine H_2 receptor antagonists for prevention of upper gastrointestinal injury associated with low-dose aspirin : Systematic review and meta-analysis. PLoS One, 10 : e0131558, 2015

10) Bhatt DL, et al : ACCF/ACG/AHA 2008 expert consensus document on reducing the gastrointestinal risks of antiplatelet therapy and NSAIDs use. Am J Gastroenterol, 103 : 2890-2907, 2008

11) Lambert AA, et al : Risk of community-acquired pneumonia with outpatient proton-pump inhibitor therapy : a systematic review and meta-analysis. PLoS One, 10 (6) : e0128004, 2015

12) Kwok CS, et al : Risk of *Clostridium difficile* infection with acid suppressing drugs and antibiotics : meta-analysis. Am J Gastroenterol, 107 (7) : 1011-9, 2012

13) Yu EW, et al : Proton pump inhibitors and risk of fractures : a meta-analysis of 11 international studies. Am J Med, 124 : 519-526, 2011

14) Lam JR, et al : Proton pump inhibitor and histamine-2 receptor antagonist use and iron deficiency. Gastroenterology, 152 : 821-829, 2017

15) Lam JR, et al : Proton pump inhibitor and histamine 2 receptor antagonist use and vitamin B12 deficiency. JAMA, 310 : 2435-2442, 2013

16) Zipursky J, et al : Proton pump inhibitors and hospitalization with hypomagnesemia : a population-based case-control study. PLoS Med, 11 : e1001736, 2014

17) Lazarus B, et al : Proton pump inhibitor use and the risk of chronic kidney disease. JAMA Intern Med, 176 : 238-246, 2016

18) Farrell B, et al : Deprescribing proton pump inhibitors : Evidence-based clinical practice guideline. Can Fam Physician, 63 : 354-364, 2017

19) 全国老人保健施設協会：平成27年度介護老人保健施設における薬物治療の在り方に関する調査研究事業 報告書, 2016

20) 関口健二, 他・編：老年科 すべてのスタッフで高齢者を大切に！ここから始める高齢者診療. Hospitalist, 4：p616, 2017

21) 厚生労働省：平成25年簡易生命表の概況, 2015

22) 終末期医療に関する意識調査等検討会：人生の最終段階における医療に関する意識調査報告書, 2014

23) Advance Care Planning : A Guide for Health and Social Care Staff (http://www.ncpc.org.uk/sites/default/files/AdvanceCarePlanning.pdf)

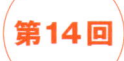
Case 4：玄関開けたら，そこは別世界！
——家宝はベンゾジアゼピン系薬剤ですか!?

　第13回はPPIの適応や副作用について，施設入所時に薬物調整を行ううえでのポイントを解説しました。第14回は患者さんの期待度が非常に大きいベンゾジアゼピン系薬剤について，そして在宅医療時の薬物調整を行ううえでのポイントを解説していきたいと思います。それでは，孫の手を用意してみんなで楽しく学んでいきましょう！！

●前回のおさらい
　まず第13回の最重要点を振り返ってみます。
・PPIは「胃にやさしいから体にもやさしい」とは限らない。
・施設といってもさまざま。共通の知識と情報共有が大切。
・ピンピンコロリは難しい。だからあらかじめみんなで話し合おう。

　指導医：今回は訪問診療・訪問薬剤指導を行っている症例を通してみんなで学んでいきましょう。

　研修医：ポリファーマシーは在宅医療においても重要な問題となっていそうですね。

　薬局長：そのとおりです。日本で訪問診療を受けている患者さんを訪問薬剤師が調査した研究では，4,243人（平均年齢82.7歳）のうち潜在的に不適切な処方（PIMs）を受けている患者さんの割合は48.4％という報告があります[1]。

　研修薬剤師：超高齢化社会が進んでいくなかで，在宅医療の重要性はますます高まっていますし，医師・薬剤師が中心となって在宅ポリファーマシーの問題に取り組んでいくことは大切ですね。

症　例
【現病歴】
88歳，男性，Iさん

認知症，脳梗塞などの既往がある要介護4で高齢の奥さんと2人暮らしの方。最近，膝や腰の痛みで立ち上がりも不安定となっていた。かかりつけのK内科医院外来に本人は行くことができず奥さんのみの受診が続いていた。担当ケアマネジャーよりK内科医院への通院が困難となったため，N病院に訪問診療の依頼があった。薬剤数も多く，アドヒアランスも不安定なため訪問薬剤管理指導も導入となった。

K内科医院	
バイアスピリン®（アスピリン）錠100mg	1回1錠 1日1回 朝食後
レニベース®（エナラプリル）錠5mg	1回1錠 1日1回 朝食後
カロナール®（アセトアミノフェン）錠300mg	1回2錠 1日3回 毎食後
ラシックス®（フロセミド）錠40mg	1回1錠 1日1回 朝食後
セレコックス®（セレコキシブ）錠100mg	1回1錠 1日2回 朝夕食後
ハルナール®（タムスロシン）錠0.2mg	1回1錠 1日1回 朝食後
フェブリク®（フェブキソスタット）20mg	1回1錠 1日1回 朝食後
サイレース®（フルニトラゼパム）2mg	1回1錠 1日1回 就寝前
レンドルミン®（ブロチゾラム）錠0.25mg	1回1錠 1日1回 就寝前

注）本書の症例は理解しやすいように創作もしくは加工したものです

＊　　＊　　＊

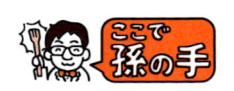 **木と向き合う（患者さん自身を知る）**

高齢者総合機能評価

医学的評価

既往歴

65歳　前立腺肥大症に対して経尿道的前立腺切除術歴あり

68歳　痛風発作あり，その後も数回繰り返す

74歳　胃がんに対して幽門側胃切術歴あり

76歳　頭痛の精査で慢性硬膜下血腫を指摘。血種除去術あり

79歳　風呂から上がれないため救急搬送。精査で小脳梗塞を認める

80歳　認知機能評価あり。アルツハイマー型認知症と診断される

82歳　胸部不快感自覚。心筋梗塞を認めカテーテル治療あり
85歳　両側変形性膝関節症で整形外科受診あり

身長：160cm，体重：67kg
内服薬：記載の処方のみ（他の医療機関からの処方なし，OTCやサプリメントの内服なし）
アレルギー歴：以前は花粉症があった
嗜好歴：喫煙20本/日を55年間（75歳まで），若いころは大酒家だったが現在飲酒なし

血液検査結果

WBC：6,080/μL，RBC：384×10^4/μL，Hb：12.0g/dL，PLT：16.5×10^4/μL，BUN：19.0mg/dL，Cre：0.98mg/dL，Na：140mEq/L，K：3.6mEq/L，Cl：102mEq/L，Ca：8.5mg/dL，T-bil：0.6mg/dL，AST：16U/L，ALT：8U/L，LDH：218U/L，ALP：252U/L，血糖：115mg/dL

認知・精神機能

認知機能：長谷川式簡易知能評価スケール7点。直前のことも忘れる。夜間に大声を出す。
うつ，不安：なし

身体機能（訪問診療導入時）

BADL（基本的日常動作）	
Dressing（着替え）	ほぼ全介助
Eating（食事）	半介助，食事中のむせ込みあり
Ambulation（移乗）	車いす移動。つかまり歩行は数メートル可能
Toileting（排泄）	オムツ使用
Hygiene（入浴）	デイサービスでの入浴のみ
IADL（手段的日常動作）	
Shopping（買い物）	家族が行っている
Housekeeping（家事）	家族が行っている
Accounting（金銭管理）	家族が行っている

Food preparation（炊事）	家族が行っている
Transport（移動）	家族の車や施設の車で移動
Telephone（電話）	使用不可
Taking medicine（服薬管理）	家族管理
AADL（高度日常生活動作）	
趣味，時間の使い方や過ごし方	趣味は囲碁 造船会社の社長をしていた。好物は魚の干物

視力：眼鏡使用あり，聴力：補聴器なし，排尿：夜間頻尿3〜4回あり
口腔内：部分入れ歯，ケアはされている

社会的環境

家族構成：奥さんとの2人暮らし。子供は長男，長女がいる（家族図参照）。
住居環境：築50年の古い木造住宅での生活。玄関のスロープや介護ベッドは
　　　　　整備されている。
経済状況：年金暮らし
介護保険：要介護4。週4回デイサービス利用。月2回ショートステイを利用。
　　　　　特別養護老人ホーム入所の申し込みをしている。

家族図

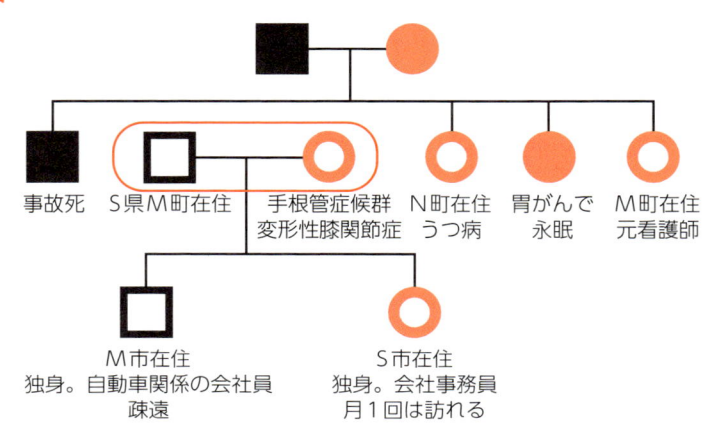

Sさん本人，家族の希望や人生観

奥さんは，旦那さんが夜寝てくれないので介護疲れが増している。将来的には

特別養護老人ホームに入ってもらうことを希望している。

Sさんの薬に対する考えや思い

薬を内服することは特に苦にしていない。自分の内服している薬の内容なども理解に乏しい。

 薬局長：訪問薬剤管理指導でIさんのご自宅に伺ってみると，たくさんの薬が残っているのがわかりました。奥さんに「残っている薬はこれで全部ですか？」とお聞きすると，実はまだあるのよねと隣の部屋からもってきてくれました。見てみるとデパス®（エチゾラム）が入った薬袋でした。

 研修薬剤師：数年前にかかりつけの先生から処方してもらったものが残っていたそうですが，何かあったときのために大事にとっておいたそうです。旦那さんが寝ないときにこの薬を飲ませようか悩んだこともあったと教えてくれました。

 指導医：なるほど。実際にご自宅に伺うと，本人やご家族が大切にしている薬がよくわかることがありますね。

 研修医：ベンゾジアゼピン系薬剤はBeers criteria，STOPP criteriaなどでもPIMsとしてあがっていて，気をつけたい薬の一つですね（criteriaについては第6回を参照）。

 薬局長：Iさんは3種類のベンゾジアゼピン系薬剤をもっていたことになりますね。副作用に十分気をつけないといけません。ケアマネジャーさんから，デイサービス中に，ぼ〜っとしている時間が長くなっているのが気になると教えてもらい，ベンゾジアゼピン系薬剤の影響も考えられました。

 研修医：ベンゾジアゼピン系薬剤を内服している患者さんは非常に多くいらっしゃると思いますが，なかなか中止するのは難しい印象があります。こだわりが強いというか…。

 研修薬剤師：処方開始時に処方医や薬剤師がどんな薬であるのか，やめる際の目安について説明しておくことも大事だと思います。

 指導医：そのとおりですね。また患者さんやご家族に「寝れない（寝ない）ので薬をください」と言われたら，なぜ寝れない（寝ない）のかを詳細に聴取してみることも大切です。抑うつ，息切れ，痛み，夜間頻尿，胸焼け，か

ゆみなどの症状が不眠を引き起こしていることもあります。睡眠時無呼吸症候群，restless legs syndrome（むずむず脚症候群）などの有無も聞いてみましょう。レム睡眠行動障害（寝ている最中に大声を出したり暴れたりする）があり，レビー小体型認知症の診断にいたる場合もあります。「寝れない（寝ない）から睡眠薬が必要」と安易に考えずに，詳細な病歴聴取や診察も重要です。

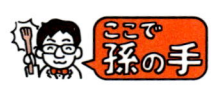

枝葉を整える
（薬の有用性と副作用のリスクを評価する）

　ベンゾジアゼピン系薬剤は患者さんからの処方希望が多く，非常に人気のある？　薬剤です。不眠，不安の対症的薬剤として使用されますが，一度内服したらなかなかやめることができない薬の代表格といった印象もありますね。ここではベンゾジアゼピン系薬剤の有用性と副作用，やめ方について具体的にみていきましょう。

1．ベンゾジアゼピン系薬剤の有用性

　不眠に対する効果は，入眠までの時間22分短縮，途中覚醒までの時間13分短縮，全睡眠時間22分延長という結果が得られています[2]。皆さん，この結果を聞いてどのように思われますか？　思ったほど効果としては少ない印象があるかもしれませんね。ベンゾジアゼピン系薬剤はアルコール離脱せん妄に対しての予防治療に用いられています[3]。

2．ベンゾジアゼピン系薬剤の副作用

　ベンゾジアゼピン系薬剤は2〜4週の短期間の使用ならば比較的安全ですが，それ以上では安全は保証されず1カ月以上の使用で約半数に依存性を認めるといわれています[4],[5]。半減期の短い薬剤ほど依存性が高い傾向があります。

　副作用に関しては，数多くの報告があります。ベンゾジアゼピン系薬剤は転倒を起こしやすい代表的薬剤として考えられ，転倒を約1.5倍増加すると報告されています[6]。また呼吸器系症状の増悪リスクが高くなる報告や，肺炎との関連も示唆されています[7],[8]。認知症との関連については複数の報告があり，リスク増加を示すものもあれば関連性が示されなかったものもあり一貫した結

果は出ていません[9),10)]。ベンゾジアゼピン系薬剤と交通事故との関連も報告されており，高齢ドライバーの方へのベンゾジアゼピン系薬剤の処方は十分気をつけなければいけません[11)]。

3. ベンゾジアゼピン系薬剤のやめ方

　2〜4週間程度の短期間の使用であればそのまま中止してしまうことも一般的です。しかしベンゾジアゼピン系薬剤を長期に内服している場合には，急に中止してしまうことで離脱症候群を認めてしまうことがあります。離脱症候群は，脳の過活動によって起こり筋緊張，痙攣，発汗，興奮といった症状や，聴覚過敏や羞明も認めます。長期に内服している場合には漸減法や代替法を用いることが推奨されています。具体的には，2〜4週間ごとにベンゾジアゼピン用量を25％ずつ減量し，アタラックス®（ヒドロキシジン）などを補助的に使用する方法です。半年の介入で約8割が離脱に成功し，QOLスコアの改善も認めたと報告されています[12)]。代替薬としては，デジレル®（トラゾドン）なども使用されることがあります。ただ特に高齢者は代替薬の抗コリン作用による副作用（せん妄，尿閉など）には十分注意が必要です。

　不眠症の治療やベンゾジアゼピン系薬剤の中止の際に，認知行動療法は有効であることが示されています[13)]（認知行動療法については，本書では具体的には取り上げません。成書を参照ください）。また教育的介入として，ベンゾジアゼピン系薬剤の使用についての簡単なパンフレット（効果，長期使用による副作用，代替療法について）を配ることでも使用減少が促進されるといわれています[14)]。また睡眠制限（決まった睡眠時間枠で寝るようにする），睡眠前の大食いや刺激を避ける，寝室を静かにしてテレビやライトを避けるなども推奨されています。

　患者さんのなかには，どうしても薬をやめたくないという気持ちが強い方もいます。そのような場合にやめることを無理強いしたり，エビデンスを押しつけたりするのは医師・薬剤師の役割とはいえません。薬物療法を開始・中止するかは，その有用性・副作用・コストなどの情報をシェアし患者さんと一緒に考え決めていくこと（shared decision making）が大切になります（図1）[15),16)]。

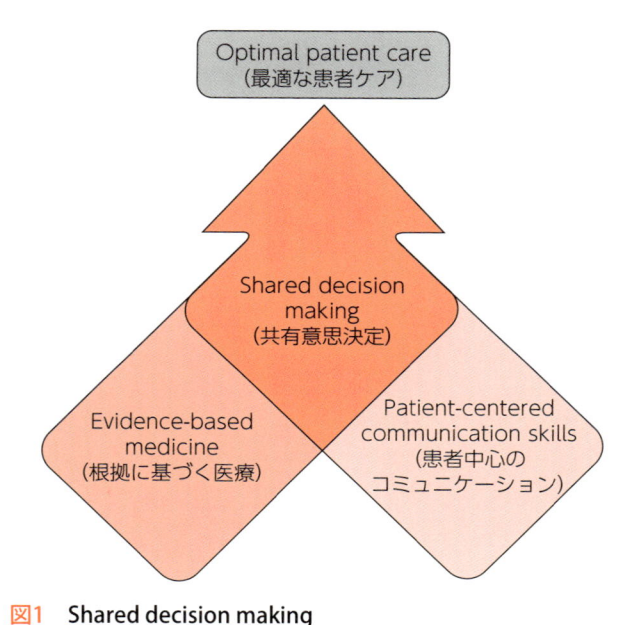

図1　Shared decision making

〔Lader M, et al：CNS Drugs, 23：19-34, 2009より〕

> ▶ **コラム：** 　時間と空間の共有

　超高齢者への薬物療法は，有用性と副作用がかなり拮抗しているため，患者さん自身そして医療者自身もどうしたらよいのか本当にわからない場合があります。そのようなときにshared decision making（SDM）が有用になってきます。すべての診療場面でSDMが必要なのではなく，患者さんの状態を適切に評価し，その時点での利用可能なエビデンスを十分に把握したうえで，その状況から確実性・不確実性を理解し，どのような意思決定・合意形成を行うことが最良か判断することが大切です[17]。

　確実性とリスクの2軸を使って4つの臨床場面に分け，それぞれに適する同意のタイプやSDMの必要性が整理されています（**表1**）[18]。

次ページにつづく

表1　臨床場面ごとに適した同意のタイプ，SDMの必要性

高い	A：高いリスク，高い確実性	B：高いリスク，低い確実性
	同意タイプ：インフォームドコンセント	同意タイプ：インフォームドコンセント
	SDM：なし	SDM：**あり**
	相互の影響：中間。適切に情報を提供されたうえでの決定に十分である程度	相互の影響：広域。患者の価値観，好み，希望，恐れについての話し合いを含む
	例：腹部銃創に対する開腹術	例：早期乳がんに対して拡大乳房切除術か乳房温存術＋放射線治療か
リスク	C：低いリスク，高い確実性	D：低いリスク，低い確実性
	同意タイプ：シンプル・コンセント	同意タイプ：シンプル・コンセント
	SDM：なし	SDM：**あり**
	相互の影響：最小またはなし	相互の影響：中間
	例：低カリウム血症を認めている患者での利尿薬の減量	例：高脂血症に対して生活習慣改善か薬物療法か
低い		

高い（最良の選択肢がある）　　　**確実性**　　　低い（複数の選択肢がある）

〔Whitney SN, et al：Ann Intern Med, 140：54-59, 2004より〕

　医療者が難しいと感じる決断は患者さんに委ねることが常識とされている部分があります。しかし，そのような難しい決断のときこそ，患者さんは医療者からのアドバイスによってベストの決断ができるかもしれません[19]。そして患者さんとその家族・医療者・介護者が同じ時間と空間を共有し，悩んだ末に選んだ治療はどのような結果になったとしても患者さんの幸せにつながるのではないかと思っています。

研修薬剤師：Iさんの奥さんと相談し，デパス®は回収させてもらい，日中の傾眠の原因と考えられるサイレース®（フルニトラゼパム）を4週ごとに25%ずつ減量していく方針としました。レンドルミン®（ブロチゾラム）は，奥さんが1種類は内服を続けてほしいという希望が強かったため継続としました。

指導医：また不眠症の一因として，皮膚のかゆみが考えられました。乾燥している部分が多く，一部に痒疹も認めました。

 薬局長：まずステロイド軟膏をしっかり塗ってもらうために，ケアマネジャーさんを通してデイサービスのスタッフに軟膏塗布の介助の必要性を伝えてもらいました。ご家族にも具体的な軟膏の量や塗る部位の注意点を指導しました。かゆみは少しずつ良くなり夜間の中途覚醒も少なくなりました。

 研修薬剤師：多職種で患者さんをサポートする大切さを実感できてよかったです。

 研修医：ここ数年，在宅医療に携わる薬剤師さんは増えていますね。

 薬局長：患者さんの自宅に伺うことでさまざまな気づきがあり，そのなかでポリファーマシーに介入することがあると思います。

 研修薬剤師：訪問診療にいったときに，どのように患者さんやご家族に接すればいいか悩ましいことがあります。

 指導医：そうですね。またケアマネジャーさんや訪問看護師さんと適宜情報共有を行い，チームとして患者さんと関わっていく必要があります。木と向き合い（患者さん自身を知る），枝葉を整え（薬の有用性と副作用のリスクを評価する），森を育てる（多職種連携や地域全体の関わり）のステップが，在宅医療の場面でも大切になります。

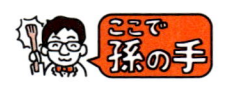 ## 森を育てる（多職種連携や地域全体の関わり）

　患者さんの在宅生活を支えるにはさまざまな制度を活用し，多職種が関わる必要があります。特に薬剤師が介入するような服薬管理を要する患者さんに関わる職種としては，医師以外にも訪問看護師・ケアマネジャー・訪問介護員（ホームヘルパー）・地域包括支援センターのスタッフ（保健師，社会福祉士など）などがあげられます。例えば，患者さんの一番すぐ近くでお世話をすることが多い訪問介護員の方はどのような介助や介護までできるのか皆さん知っていますか？　表2をみてみると，特に医薬品の使用介助は，その範囲は非常に限定されているのがわかります[20]。例えば，独居高齢者の内服介助を介護員にお願いする場合は，基本的には一包化処方でなければいけません。このような

表2 「医行為に該当しないと考えられるもの」としてできること

- 体温測定
- 自動血圧測定器による血圧測定
- 新生児以外において，パルスオキシメーターによる動脈血酸素飽和度測定
- 軽微な切り傷，擦り傷，やけどなどについて，専門的な判断や技術を必要としない処置（汚物で汚れたガーゼの交換を含む）
- 医薬品の使用介助

　①患者が入院・入所して治療必要がなく，容態が安定していること，②副作用の危険性や投薬量の調整などのため，医師または看護職員による連続的な容態の経過観察が必要である場合ではないこと，③内用薬については誤嚥の可能性，座薬については肛門からの出血の可能性など，当該医薬品の使用の方法そのものについて専門的な配慮が必要な場合はないこと

　上記を満たしている場合に限り，医師または歯科医師の処方および薬剤師の服薬指導のうえ，看護職員の保健指導・助言を遵守した医薬品の使用を介助することができる。

　具体的には，①皮膚への軟膏の塗布（褥瘡の処置を除く），②皮膚への湿布の貼付，③点眼薬の点眼，④一包化された内用薬の内服（舌下錠も含む），⑤肛門からの座薬挿入または鼻腔粘膜への薬剤噴霧を介助すること

- 他に，爪切りで切る，口腔内の刷掃・清拭，耳垢の除去，ストマ装具のパウチにたまった排泄物を捨てる，自己導尿の補助（カテーテルの準備，体位の保持），特定の研修者のみ喀痰吸引

〔厚生労働省「医師法第17条，歯科医師法第17条及び保健師助産師看護師法第31条の解釈について」（平成17年7月28日老振発第0728001号）より〕

ことを医師・薬剤師はあまり認識できていないことがあります。「いつ」，「誰が」，「どのように」内服介助をするのかまで責任をもった処方が必要になります。また処方内容変更の情報が，医師や薬剤師だけではなくケアマネジャーや訪問介護員にもスムーズに伝わるような仕組み作りも大切になります。処方内容変更に伴って体調を崩す高齢者は多く，変更したことが伝わっていればちょっとした体調変化にも早期に対応できることがあります。

　私自身，地域の薬剤師さんと訪問薬剤管理指導について話をする機会があるのですが，

・家に伺うのはあまり得意ではない。

・医師や看護師も薬について気をつけているなかで，薬剤師として何ができるか？

・報告書を読んでもらえていないかもしれない？

などの意見をいただくことがあります。確かに，患者さんの対応や多職種連携

がうまくいかず，なかなか実力が発揮できない場面もありますね。例えば，薬剤師だから薬の話をしないといけないと身構えずに，まずは患者さんやご家族

▶ コラム: このお熱の原因は？

　患者さんのご自宅に伺ったときに，「肺炎と診断されて数日前から抗菌薬を内服して一度解熱したんですが，昨日から38℃前後の熱があるんです」と相談があったとします。抗菌薬は内服中で，咳や痰などの症状はよくなり食事摂取もできているそうです。皆さん，発熱の原因は何だと思いますか？　このような場合に必ず薬剤熱ではないか疑ってみてください。

　薬剤熱は入院患者の約10％に起こると推定されています[21]。薬剤熱の原因となる薬剤はさまざまなものがありますが，一般的には抗菌薬（ペニシリン系，セフェム系，ST合剤など），抗てんかん薬（フェニトイン，バルビツール酸系など），利尿薬（ループ，サイアザイド系）は薬剤熱を来しやすいと考えられています。薬剤熱の特徴として「比較的三原則」があり，熱のわりに「比較的元気・比較的徐脈・比較的CRPが低い」といわれています。しかし，高齢者の場合は発熱で倦怠感が強く元気がなくなることもよく経験します。また皮疹や好酸球上昇なども認めることがありますが，これらの所見がないからといって薬剤熱を否定することはできません。薬剤を中止し，72時間以内に解熱しなければ他の原因を考慮したほうがよいでしょう[22]。抗菌薬が薬剤熱の原因と考えられたときに，患者さんの状態から抗菌薬の投与継続が必要な場合もあると思います。そのような場合は，同様の抗菌スペクトラムをもつ他のクラスの抗菌薬に変更することが重要です。

　発熱患者さんにとりあえず抗菌薬を処方すれば熱は下がるだろうと安易に考えてしまうと，処方した抗菌薬が発熱の原因になっていると疑うことはなかなか難しくなります。薬剤熱を起こす可能性のある薬剤が投与されている場合，発熱の原因が薬剤ではないか常に疑い患者さんを評価していきましょう。

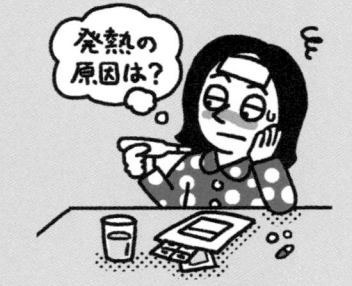

と雑談できるような関係を築くことも大切です。玄関を開けたら，それぞれの家族の数だけ違った文化があり，それに興味をもって診ていくという視点もあっていいと思います。またサービス担当者会議（ケアプランを作成したケアマネジャーが関係者を招集し，ケアプランの内容を検討する）に参加するのも他の職種の方と顔を合わせるいい機会になります。在宅医療を行う

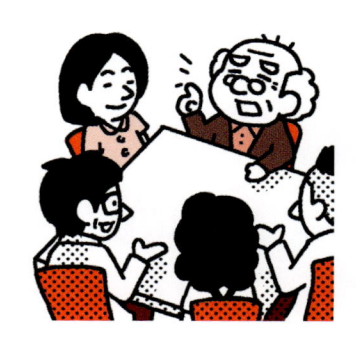

ことが目的ではなく，在宅医療は患者さんとその家族を支えていく一つの手段であるという視点も大切です。私たち医療者や介護者が自宅に伺わずに落ち着いた生活が送れるのであれば，それに越したことはないわけです。多職種でゴールを共有し，薬を通してみえるさまざまな問題を解決していきましょう。

🏠 Takehome message

- ・Shared decision makingを意識する。
- ・在宅医療は目的ではなく，あくまでも手段。
- ・その発熱は薬が原因ではないかと疑ってみることも大切。

【引用文献】

1) Onda M, et al：Identification and prevalence of adverse drug events caused by potentially inappropriate medication in homebound elderly patients：a retrospective study using a nationwide survey in Japan. BMJ Open, 5：e007581, 2015
2) Winkler A, et al：Drug treatment of primary insomnia：a meta-analysis of polysomnographic randomized controlled trials. CNS Drugs, 28：799-816, 2014
3) Amato L, et al：Benzodiazepines for alcohol withdrawal. Cochrane Database Syst Rev, 3：CD005063, 2010
4) Lader M, et al：Benzodiazepines revisited--will we ever learn？ Addiction, 106：2086-2109, 2011
5) de las Cuevas C, et al：Benzodiazepines：more "behavioural" addiction than dependence. Psychopharmacology（Berl）, 167：297-303, 2003
6) Woolcott JC, et al：Meta-analysis of the impact of 9 medication classes on falls in elderly persons. Arch Intern Med, 169：1952-1960, 2009
7) Vozoris NT, et al：Benzodiazepine drug use and adverse respiratory outcomes among older adults with COPD. Eur Respir J, 44：332-340, 2014

8） Chen TY, et al：The use of benzodiazepine receptor agonists and the risk of pneumonia hospitalization：a nationwide population-based, nested case-control study. Chest, 153：161-171, 2018

9） Billioti de Gage S, et al：Benzodiazepine use and risk of dementia：prospective population based study. BMJ, 345：e6231, 2012

10） Gray SL, et al：Benzodiazepine use and risk of incident dementia or cognitive decline：prospective population based study. BMJ, 352：i90, 2016

11） Smink BE, et al：The relationship between benzodiazepine use and traffic accidents：A systematic literature review. CNS Drugs, 24：639-653, 2010

12） Lopez-Peig C, et al：Analysis of benzodiazepine withdrawal program managed by primary care nurses in Spain. BMC Res Notes, 5：684, 2012

13） Lader M, et al：Withdrawing benzodiazepines in primary care. CNS Drugs, 23：19-34, 2009

14） Ten Wolde GB, et al：Long-term effectiveness of computer-generated tailored patient education on benzodiazepines：a randomized controlled trial. Addiction, 103：662-670, 2008

15） Management of Chronic Insomnia Disorder in Adults：A Clinical Practice Guideline From the American College of Physicians. Ann Intern Med, 165, doi：10.7326/P16-9016, 2016

16） Hoffmann TC, et al：The connection between evidence-based medicine and shared decision making. JAMA, 312：1295-1296, 2014

17） 中山健夫：これから始める！シェアード・ディシジョンメイキング；新しい医療のコミュニケーション. 日本医事新報社, 2017

18） Whitney SN, et al：A typology of shared decision making, informed consent, and simple consent. Ann Intern Med, 140：54-59, 2004

19） Fried TR, et al：Shared Decision Making－Finding the Sweet Spot. N Engl J Med, 374：104-106, 2016

20） 厚生労働省「医師法第17条，歯科医師法第17条及び保健師助産師看護師法第31条の解釈について」（平成17年7月28日老振発第0728001号）

21） Johnson DH, et al：Drug fever. Infect Dis Clin North Am, 10：85-91, 1996

22） Mourad O, et al：A comprehensive evidence-based approach to fever of unknown origin. Arch Intern Med, 163：545-551, 2003

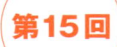

Case5 : "Time to benefit" スタチンの効果をいつまで（天国にいっても！？）期待しますか？

　第14回は患者さんの期待度が大きいベンゾジアゼピン系薬剤について，そして在宅医療時の薬物調整を行ううえでのポイントを解説しました。第15回は脂質異常症に対して使用されているスタチン（HMG-CoA還元酵素阻害薬）の有用性と副作用，そして終末期ケアに関連するポリファーマシーを取り上げます。また容易には解決できない問題に直面したときに助けとなるツールについても解説します。それでは，孫の手を用意してみんなで楽しく学んでいきましょう！！

●前回のおさらい

　まず第14回の最重要点を振り返ってみます。

・Shared decision makingを意識する。

・在宅医療は目的ではなく，あくまでも手段。

・その発熱は薬が原因ではないかと疑ってみることも大切。

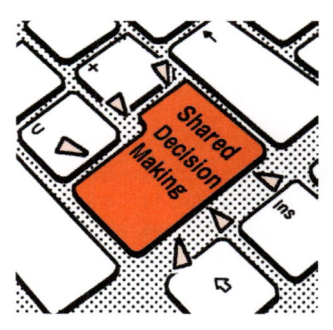

指導医：今回は末期のがん患者さんの緩和ケア症例を通して皆で考えていきたいと思います。

研修医：終末期の患者さんを担当させてもらったことは数回あるのですが，痛みや呼吸苦などさまざまな症状に対していろいろな薬が使われていて，これはポリファーマシーの状態だな〜と思ったことがあります。

薬局長：そうですね。WHO除痛ラダーのⅢ段階にあるがん患者さん2,282人の調査（欧州）では，平均薬剤数は7.8剤で，約25%の患者さんが10剤以上の薬を内服していました[1]。

研修薬剤師：でも緩和ケアでは鎮痛薬や抗不安薬など薬剤数がどうしても多くなってしまうケースもあると思いますし，高血圧・糖尿病・脂質異常症などの治療薬をいつやめるべきなのか判断が難しいことがあります。

指導医：そのとおりですね。残された余命を考え，薬の有用性と副作用のバランスを常に考えていく必要があります。緩和ケアの場面でも「ポリファーマシー」に注目していくことで，有害事象やコスト，そして患者QOLが改善する可能性があります[2]。

症 例

【現病歴】

86歳，女性，Tさん

肺がん術後再発で緩和療法中であるが，ADLは比較的保たれている独居生活の方。遠方の大学病院への通院が大変になってきたため，N病院内科へ紹介となった。かかりつけのE内科医院からの薬も今後N病院での処方を希望されている。少しずつ労作時の呼吸困難感が強くなっている。

E内科医院	
アダラート®（ニフェジピン）CR錠10mg	1回1錠 1日1回 朝食後
リピトール®（アトルバスタチン）錠10mg	1回1錠 1日1回 夕食後
カロナール®（アセトアミノフェン）錠300mg	1回2錠 1日3回 毎食後
テルネリン®（チザニジン）錠1mg	1回1錠 1日3回 毎食後
ガスター®（ファモチジン）錠20mg	1回1錠 1日2回 朝夕食後
デパス®（エチゾラム）錠0.5mg	1回1錠 1日1回 就寝前
H大学病院呼吸器外科	
ロキソニン®（ロキソプロフェン）錠60mg	1回1錠 1日3回 毎食後
ムコスタ®（レバミピド）錠100mg	1回1錠 1日3回 毎食後

＊　＊　＊

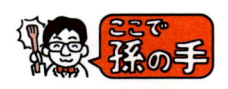

木と向き合う（患者さん自身を知る）

医学的評価

既往歴

62歳　自宅内で転倒し鎖骨骨折。保存的加療

70歳　健診で高血圧の指摘を受けE内科医院を受診。降圧薬内服開始。

83歳　E内科医院での血液検査で高コレステロール血症を指摘。スタチン内服開始。

84歳　町の肺がん検診で胸部異常陰影を指摘。肺線がんと診断され右中葉切除術を施行。

86歳　肺がん術後の定期検査で，リンパ節転移・肺内転移を認める。本人より化学療法は行わない希望があり，緩和療法を主に行う方針となった。

身長150cm，体重46kg

内服薬：記載の処方のみ（他の医療機関からの処方なし，OTCやサプリメントの内服なし）

アレルギー歴：特記事項なし

嗜好歴：喫煙なし（旦那さんは喫煙あり），飲酒なし

血液検査結果

WBC：6,120/μL，RBC：415×10^4/μL，Hb：13.0g/dL，PLT：20.8×10^4/μL，BUN：21.0mg/dL，Cre：0.53mg/dL，Na：142mEq/L，K：4.1mEq/L，Cl：102Eq/L，Ca：9.3mg/dL，T-bil：0.9mg/dL，AST：26U/L，ALT：16U/L，LDH：205U/L，ALP：229U/L，CRP：0.03mg/dL，血糖：119mg/dL，HbA1c（NGSP）：5.8%，HDL：50mg/dL，LDL：120mg/dL，TG：180mg/dL，CEA：12ng/mL

胸部レントゲン：右胸水貯留，多発肺内転移の所見あり

認知・精神機能

認知機能：明らかな認知機能低下はなし

うつ，不安：抑うつや興味の消失はないが，「十分生きたのでもう死んでもいい」

という発言はある

身体機能（外来紹介時）

BADL（基本的日常動作）	
Dressing（着替え）	自立
Eating（食事）	自立
Ambulation（移乗）	起立時に軽度ふらつきがあるがほぼ自立
Toileting（排泄）	自立
Hygiene（入浴）	自立
IADL（手段的日常動作）	
Shopping（買い物）	親戚や兄弟にスーパーに連れていってもらう
Housekeeping（家事）	自立
Accounting（金銭管理）	自立
Food preparation（炊事）	自立
Transport（移動）	親戚や兄弟の車で移動
Telephone（電話）	使用可能
Taking medicine（服薬管理）	自分で管理している
AADL（高度日常生活動作）	
趣味，時間の使い方や過ごし方	百姓をしていた。温泉は好き

視力：眼鏡使用あり，聴力：補聴器なし，排尿：夜間頻尿は1〜2回あり，口腔内：部分入れ歯

社会的環境

家族構成：独居生活。子供は長女，次女がいる（家族図参照）

住居環境：築40年の自宅での生活

経済状況：年金暮らし

介護保険：介護保険利用なし

家族図

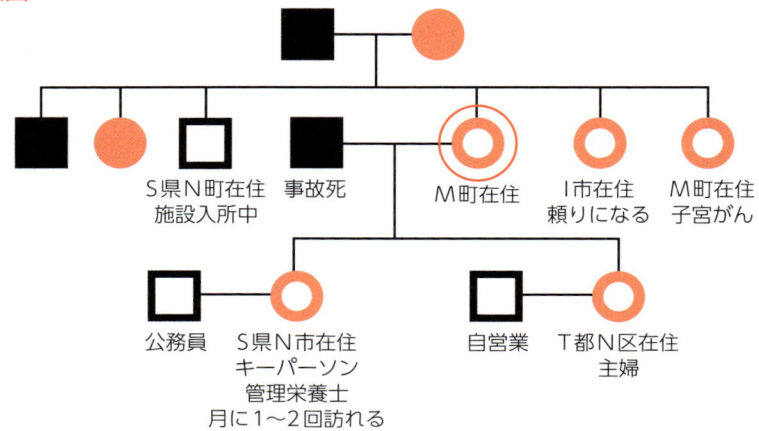

家族図の説明：
- S県N町在住 施設入所中
- 事故死
- M町在住
- I市在住 頼りになる
- M町在住 子宮がん
- 公務員
- S県N市在住 キーパーソン 管理栄養士 月に1〜2回訪れる
- 自営業
- T都N区在住 主婦

Tさん本人，家族の希望や人生観

痛みや苦しみなどがないようにしてもらいたい

Tさんの薬に対する考えや思い

かかりつけのE内科医院からの薬はできる限り飲んでいたい。ただ自分の余命が短いのは十分理解しているので，もし必要がないのであれば減らしてもらっていい。

 研修医：例えばTさんに処方されているリピトール®（アトルバスタチン）は余命が限られているなかで，いつまで内服すればいいのでしょうか？

 薬局長：Time to benefit（TTB）という考え方があります。TTBとは，ある薬剤を用いている群において，コントロール群に比べて統計学的に意味のある有用性が観察されるまでの時間のことをいいます。ちなみにスタチンのTTBは全死亡抑制効果には1.9〜3年，心筋梗塞予防は2〜5年と報告されています[3]。

 研修薬剤師：高血圧や脂質異常症などによる合併症が出現するまでの時間が残されていない場合，薬を減薬または中止していく形になるのでしょうか。

 指導医：そうですね。緩和ケア時に限りませんが，患者さんの全身状態，推定される予後，食事摂取状況，嚥下機能，薬剤に対する身体的・心理的依存

の有無や程度などを総合的に考えていく必要があります。バランス感覚が大切ですね。

薬局長：ここでは脂質異常症に対して使われるスタチンを取り上げ，その有用性と副作用，そして終末期におけるスタチンの現状について考えてみましょう。

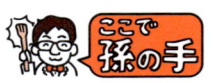 枝葉を整える
（薬の有用性と副作用のリスクを評価する）

1. スタチンの有用性（特に高齢者）

　スタチン（HMG-CoA還元酵素阻害薬）の効果については，一次予防，二次予防を含め非常に多くの研究で検証され，心筋梗塞などの心血管系イベントを減少させることが複数の研究で明らかとなっています。米国心臓病学会/米国心臓協会（ACC/AHA）ガイドライン[4]などでもスタチンの使用を推奨しており，またSTART criteria[5]〔START criteriaは第6回を参照〕では，「冠動脈疾患，脳血管疾患，末梢動脈疾患既往への投与（ただし終末期や85歳以上ではない場合）」となっています。

　スタチンを投与するかどうかを考える際には，目的を明確にし（一次予防なのか，二次予防なのか）心血管リスクを見積もることが重要です。日本動脈硬化学会の動脈硬化性疾患予防ガイドライン2017年版（JAS2017）[6]や米国心臓病学会/米国心臓協会（ACC/AHA）ガイドラインの動脈硬化性心血管疾患（atherosclerotic cardiovascular disease；ASCVD）リスクスコアなどを利用し10年間の心血管疾患による死亡率や，罹患率を算出します。動脈性硬化性疾患のリスクは国によって大きく異なるため，リスク評価には日本人のデータを採用しているJAS2017を基本的には用いたほうがよいでしょう。

　ここでポリファーマシーになりやすい高齢者に注目してみると，スタチンの効果を検証した研究は限られています。スタチンの一次予防効果を検証した大規模臨床研究（JUPITER，HOPE-3）において，70歳以上の患者さんに限定しその効果を検証した報告があります[7]。どちらの研究においても，非致死性心筋梗塞・脳卒中・心血管死亡の複合アウトカムは有意に減少していましたが，総死亡は有意な差は認めませんでした。また，高齢者の一次予防に対するスタチン治療と通常ケア（食事運動療法）の比較試験[8]では，75歳以上の患者さん

において，総死亡率，心血管系イベントともに有意な差を認めなかったと報告しています。これらの結果を踏まえると，高齢者（特に75歳以上）のスタチン一次予防は有用性と副作用を慎重に検討していく必要があります。JAS2017では75歳以上の後期高齢者に関しては脂質低下治療による一次予防効果の意義は明らかではないとし，治療目標は設定されず，治療に関しては主治医の判断に任されています。

　二次予防にスタチンを投与することは，日本・欧米のガイドラインで強く推奨されています。ただ，高齢患者さんを対象としたスタチンの二次予防効果を検討した研究[9] があり，80歳を超える高齢者に限定すると心筋梗塞再発リスクは非投与群と同等で，転倒や骨折リスクは投与群で有意に増加したと報告されています。超高齢者に対してのスタチン二次予防も今後は慎重に適応を考えていく必要があるかもしれません。

2. スタチンの副作用

(1) スタチンによる筋障害

　定義はさまざまですが[10]，スタチン内服によって筋痛，筋炎，横紋筋融解症などを認めます。スタチンによる筋痛症状の特徴を**表1**にまとめています。下肢の症状を訴える患者さんを診察する際には，末梢動脈疾患や脊柱管狭窄症などによる症状以外に，スタチンを内服している場合は必ずその影響も考えましょう。

　たとえ症状が出た場合も，心血管リスクが高い患者ではあれば安易にスタチンを中止しせずに継続を検討することも重要です。具体的な継続法としては，

表1　スタチンによる筋痛症状の特徴

- 筋痛は体のどの部位にも生じるが,最も多いのは下腿と大腿
- 疼痛は重い感じ，こわばり，こむら返りとして自覚することが多く，時に脱力もある
- 労作時に自覚/増悪することがあり，身体活動の低下を招く
- 投薬開始から1カ月後に症状出現することが多いが，6〜12カ月と遅れて出現することもある
- 投薬中断後2カ月間は持続する可能性がある
- フィブラート系薬剤やCYP3A4阻害作用のある薬剤との併用には注意が必要
- 甲状腺機能はチェックしたほうがよい（脂質異常症とCK上昇の原因となるため）

〔Berger D, et al：Med Clin North Am, 98：429-444, 2014より〕

減量，同じ薬を隔日投与に切り替え，発症が少ないプラバスタチンやフルバスタチンなどへの変更が有用ではないかといわれています[11]。スタチン関連症状を認めた後に，再チャレンジした場合約92％で内服再開に成功したという報告もあります[12]。

(2) スタチンによる肝障害

スタチンによる肝酵素上昇は用量依存性であり，発症頻度は0.5〜2％ほどといわれています[13]。HCV，HBV，脂肪肝患者に対するスタチン使用で肝障害が増悪することはなく，脂肪肝改善を期待できます。

(3) スタチンによる糖尿病発症リスク

スタチンの高用量投与で糖尿病発症リスクが有意に増えると報告されています（OR：1.12，95％ CI：1.05-1.21）[14]。ただし心血管系イベントの発症リスクが高い場合は，スタチンの効果を優先し使用を検討することも重要です。

3. 終末期におけるスタチンの現状

余命1年以内と推定されているスタチン内服中の患者さんを対象とした研究[15]があり，スタチンを中止したことをどのように感じたかを297名の患者さん（がん患者は58％，心血管系8％，他の疾患30％）に対してアンケートを行っています。結果は，スタチン中止によって医師に見捨てられたと感じた患者さんは5％未満であり，中止することで内服していたことが無駄な努力だったと感じた患者さんは約18％でした。さらに，スタチンを中止することによってQOLが改善したと感じた患者さんは全体で25％を占め，心血管系の患者さんでよりQOL改善を感じていたと報告しています。

また3カ月以上スタチンを内服していて，余命が1年以内と見積もられた患者さんを，スタチン中止群と継続群に分けて比較した研究[16]があります。結果は，60日以内の死亡率に有意差はなく，QOLは中止群のほうがよい結果でした。少なくともスタチンを中止することで悪い状況にはならないと思われ，余命を考え中止を検討してもよいかもしれません。

これらの結果を参考にして個々の患者さんとしっかり向き合い，薬の調整を行っていく必要があります。

薬局長：Tさんにはスタチンの有用性と副作用，そして終末期に中止しても予後やQOLが悪くなる可能性は低いとお伝えしたところ，中止することに納得されていました。以下が調整後の処方内容です。鎮痛薬をアセトアミノフェンにまとめ，労作時呼吸困難感が強い場合に使用するモルヒネを追加しました。睡眠導入薬，降圧薬は本人の希望もあり継続としました。

アダラート® （ニフェジピン）CR錠10mg	1回1錠 1日1回 朝食後
カロナール® （アセトアミノフェン）錠300mg	1回3錠 1日3回 毎食後
デパス® （エチゾラム）錠0.5mg	1回1錠 1日1回 就寝前
オプソ® （モルヒネ塩酸塩）内用液5mg	呼吸困難時 1回1包内服

研修医：薬を開始または減薬する場合，実際の現場ではさまざまな事情が複雑に絡み合って簡単に結論が出せないこともあります。

指導医：そうですね。特に超高齢の患者さんに対しては，さまざまな医療行為が本当にその人のQOL改善や幸せにつながるのか悩ましいことがあります。そのような場合に多職種で一緒に悩みを共有し解決していくためのツールとして「臨床倫理の4分割法」があります。聞いたことはありますか？

研修薬剤師：すいません。あまり聞いたことはありません。

研修医：聞いたことはありましたが，なんか難しそうでいままで避けていました。

指導医：なるほど。倫理と聞くと確かに難しそうに聞こえますが，すっきりと治療方針が決められない事例や，看取りをした症例の振り返りなど，さまざまな場面で使うことができます。ホワイトボードを用意して今度やってみましょう！！

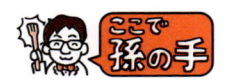
森を育てる（多職種連携や地域全体の関わり）

「臨床倫理4分割法」とは，Jonsenらが1992年，著書『Clinical Ethics』で示した倫理的な症例検討の考え方で，図1のように「医学的適応」，「患者の意向」，「QOL」，「周囲の状況」という4つの項目に分けて検討する方法です[17]。「臨床

医学的適応（Medical Indications）	患者の意向（Patient Preferences）
1. 患者の医学的問題は何か？ 病歴は？ 診断は？ 予後は？	1. 患者には精神的判断能力と法的対応能力があるか？ 能力がないという根拠はあるか？
2. 急性か？ 慢性か？ 重体か？ 救急か？ 可逆的か？	2. 対応能力がある場合，患者は治療への意向についてどういっているか？
3. 治療の目的は何か？	3. 患者は利益とリスクについて知らされ，それを理解し同意しているか？
4. 治療が成功する確率は？	4. 対応能力がない場合，適切な代理人は誰か？ その代理人は意思決定に関して適切な基準を用いているか？
5. 治療が奏効しない場合の計画は何か？	5. 患者の事前指示はあるか？
6. 要約すると，この患者が医学的および看護ケアからどのくらいの利益を得られるか？ またどのように害を避けることができるか？	6. 患者は治療に非協力的か？ または協力できない状態か？ その場合はなぜか？
	7. 要約すると，患者の選択権は倫理的・法律上最大限に尊重されているか？
QOL（Quality of Life）	**周囲の状況（Contextual Features）**
1. 治療した場合，あるいはしなかった場合に通常の生活に復帰できる見込みはどの程度か？	1. 治療に関する決定に影響する家族の要因はあるか？
2. 治療が成功した場合，患者にとって身体的，精神的，社会的に失うものは何か？	2. 治療に関する決定に影響する医療者側（医師・看護師）の要因はあるか？
3. 医療者による患者のQOL評価に偏見を抱かせる要因はあるか？	3. 財政的・経済的要因はあるか？
4. 患者の現在の状態と予測される将来像は延命が望ましくないと判断されるかもしれない状態か？	4. 宗教的・文化的要因はあるか？
5. 治療をやめる計画やその倫理的根拠はあるか？	5. 守秘義務を制限する要因はあるか？
6. 緩和ケアの計画はあるか？	6. 資源配分の問題はあるか？
	7. 治療に関する決定に法律はどのように影響するか？
	8. 臨床研究や教育は関係しているか？
	9. 医療者や施設側で利害対立はあるか？

図1　臨床倫理の4分割法

〔Jonsen AR, et al：臨床倫理学；臨床医学における倫理的決定のための実践的なアプローチ第5版
（赤林　朗，他・監訳）．新興医学出版社，2006より〕

倫理の4分割法」を用いてカンファレンスや振り返りを行うことで問題点を整理することができ，より良い情報共有と分析になります。

　それぞれの項目を見てみるとやはり難しそうだと感じる人も多いかもしれませんね。一人で考えると確かに大変ですが，3人寄れば文殊の知恵です。例えば患者さんの意向を考えるときに，日頃患者さんと接することの多い看護師や

ヘルパーさんから患者さんの本音を聞けることもあります。また，周囲の状況を考える場合，保証人や介護サービスなどはソーシャルワーカーが把握していることも多く，また医療費などは事務職員が詳しいですね。多職種に参加してもらうことで，スムーズに議論が進むことにつながります。またQOLを考える場合には，患者さんのQOL，家族や周囲のQOL，そして医療者・介護者のQOLといった視点も大切になってきます。薬の開始や減薬について悩ましい症例を経験したら，この臨床倫理の4分割法を用いて多職種で検討してみてはどうでしょうか。

▶ コラム：　Calm days

　沿岸地域に住んでいると，「いや〜今日は凪だね」という会話をよく聞きます。気圧傾度が弱く天気の良い日には，日中に海風，夜中に陸風が吹きます。海風から陸風へ切り替わるときの無風状態を夕凪（ゆうなぎ，evening calm），陸風から海風へ切り替わるときの無風状態を朝凪（あさなぎ，morning calm）といいます。一般的に凪（なぎ，英語：calm）は「風が止んだ状態」を表現しており，そこから「風や波が静まること，穏やかな時間」を意味するようになりました。確かに漢字の形をよく見てみると「風」という漢字の中身が「止まる」になっていますね。凪の状態が長いと海面は鏡のようで，煙は直上します。

　「ポリファーマシー」の問題を解決するときに，私たち医療者は薬を減らす，または増やすといったことにまず注目していくことが多いと思います。確かにそれは間違いではなく，適切な減薬は必要です。ただ，患者さんにとっては，実はそれはあまり重要なことではないのかもしれません。薬を増やそうとする風や減らそうとする風がおさまり「凪」となることで，穏やかな生活を送れることを一番望んでいるのではないでしょうか。

　一度無風の状態にして，「凪」の状態になるにはどうしたらよいのか考えてみることも大切だと思います。

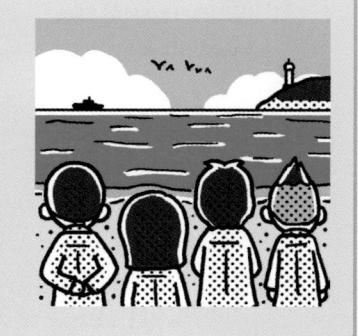

▶ コラム：　ゴーストバスターズ出動！！

　とある日に病棟の看護師さんから連絡がありました。「2●●号室に入院している末期すい臓がんの〇〇さんですが，今内服しているオキシコンチンが便からそのままの形ででてきたみたいなんです。薬が吸収されていないと思うので，貼り薬に変更するのはどうでしょうか？」と。病棟に見に行くと，刻印された数字もしっかり読めるくらいの錠剤がありました。さて，皆さんならどのようにその提案に応えますか？

　実はこれは徐放製剤に認めることの多い「ゴーストピルまたはゴーストタブレット」という現象です。有効成分が放出された後の錠剤が便中に排泄されたものを指し，薬の主成分の吸収には問題ないとされています[18]。ちなみにオキシコンチンの添付文書には以下が記載されています

　「製剤残渣：本剤のマトリックス基剤（抜け殻）が人工肛門あるいは糞便中に排泄された場合があること，その場合本剤の成分はすでに吸収されているため，臨床的に問題はないことを患者に説明すること。」

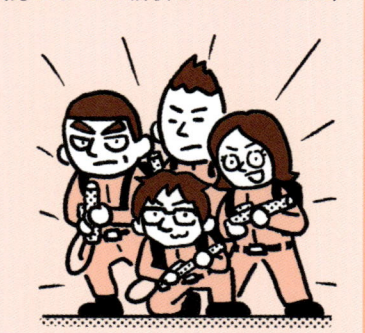

　オキシコンチン以外にもゴーストピルを来しやすい薬剤はデパケン®錠，スローケー®錠などが有名です。このような現象を知らないと，不必要に薬剤を変更してしまうことにつながってしまいます。幽霊が出てきたときの対処方法も事前にしっかり伝えておきましょう（笑）。

⌂ Takehome message

・Time to benefit を意識する。
・臨床倫理の4分割法を用いて多職種で悩みを共有しよう。
・風がおさまり波の穏やかな「凪」の状態を患者さんは望んでいる。

【引用文献】

1) Kotlinska-Lemieszek A, et al：Polypharmacy in patients with advanced cancer and pain：a European cross-sectional study of 2282 patients. J Pain Symptom Manage, 48：1145-1159, 2014

2) LeBlanc TW, et al：Polypharmacy in patients with advanced cancer and the role of medication discontinuation. Lancet Oncol, 16：e333-41, 2015

3) Holmes HM, et al：Rationalizing prescribing for older patients with multimorbidity：considering time to benefit. Drugs Aging, 30：655-666, 2013

4) Stone NJ, et al：2013 ACC/AHA guideline on the treatment of blood cholesterol to reduce atherosclerotic cardiovascular risk in adults：a report of the American College of Cardiology/American Heart Association Task Force on Practice Guidelines. J Am Coll Cardiol, 63（25 Pt B）：2889-2934, 2014

5) OMahony D, et.al：STOPP/START criteria for potentially inappropriate prescribing in older people：version 2. Age Ageing, 44：213-218, 2015

6) 日本動脈硬化学会・編：動脈硬化性疾患予防ガイドライン2017年版. 日本動脈硬化学会, 2017

7) Ridker PM, et al：Primary prevention with statin therapy in the elderly：new meta-analyses from the contemporary JUPITER and HOPE-3 randomized trials. Circulation, 135：1979-1981, 2017

8) Han BH, et al：ALLHAT Collaborative Research Group. Effect of statin treatment vs usual care on primary cardiovascular prevention among older adults：the ALLHAT-LLT randomized clinical trial. JAMA Intern Med, 177：955-965, 2017

9) Ble A, et al：Safety and Effectiveness of Statins for Prevention of Recurrent Myocardial Infarction in 12 156 Typical Older Patients：A Quasi-Experimental Study. J Gerontol A Biol Sci Med Sci, 72：243-250, 2017

10) Bhardwaj S, et al：Muscular effects of statins in the elderly female：a review. Clin Interv Aging, 8：47-59, 2013

11) Berger D, et al：Leg discomfort：beyond the joints. Med Clin North Am, 98：429-444, 2014

12) Zhang H, et al：Discontinuation of statins in routine care settings：a cohort study. Ann Intern Med, 158：526-534, 2013

13) Pasternak RC, et al：ACC/AHA/NHLBI clinical advisory on the use and safety of statins. J Am Coll Cardiol, 40：567-572, 2002

14) Thakker D, et al：Statin use and the risk of developing diabetes：a network meta-analysis. Pharmacoepidemiol Drug Saf, 25：1131-1149, 2016

15) Tjia J, et al：Perceptions of Statin Discontinuation among Patients with Life-Limiting Illness. J Palliat Med, doi：10.1089/jpm, 2017

16) Kutner JS, et al：Safety and benefit of discontinuing statin therapy in the setting of advanced, life-limiting illness：a randomized clinical trial. JAMA Intern Med, 175：691-700, 2015

17) Jonsen AR, et al：臨床倫理学；臨床医学における倫理的決定のための実践的なアプローチ第5版（赤林　朗, 他・監訳）. 新興医学出版社, 2006

18) Tungaraza TE, et al：Curse of the ghost pills: the role of oral controlled-release formulations in the passage of empty intact shells in faeces. Two case reports and a literature review relevant to psychiatry. Ther Adv Drug Saf, 4：63-71, 2013

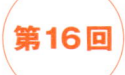

Case6：かぜ診療の落とし穴
──抗菌薬をたらふく飲んでも「コッホ，コッホ」と 咳が続いたら…

　第15回は，脂質異常症に対して使用されているスタチン（HMG-CoA還元酵素阻害薬）の有用性と副作用，終末期ケアに関連するポリファーマシーについて解説しました。第16回はかぜ診療におけるポリファーマシー症例で気をつけたい落とし穴や，近年問題となっている薬剤耐性問題などについて取り上げます。それでは，孫の手を用意してみんなで楽しく学んでいきましょう！！

●前回のおさらい

　まず第15回の最重要点を振り返ってみます。
・Time to benefitを意識する。
・臨床倫理の4分割法を用いて多職種で悩みを共有しよう。
・風がおさまり波の穏やかな「凪」の状態を患者さんは望んでいる。

　研修医：先週かぜをひいてしまったのですが，やっと少しずつ体調がよくなってきました。

　研修薬剤師：それはよかったですね。どんな症状があったのですか？

　研修医：鼻水，のどの痛み，咳症状がありました。解熱鎮痛薬を1回内服しました。

　指導医：典型的なかぜの症状ですね。「せき・のど・はな」の症状が同程度そろっていれば，普通のかぜとまず考えると思います。しかし，かぜと自信をもって診断するのは，実は意外と難しいことがあります。典型的な症状に乏しい場合も多く，安易にかぜと診断するとほかの重症疾患だったなんてことがあります。

薬局長：特に高齢者はウイルスの曝露によってだんだん免疫がついて，若年者に比べて「かぜにかかりにくい」と言われています。実際に加齢に伴い，かぜを発症する頻度は低下すると報告されています[1]。高齢者のかぜ診断は，より慎重に対応する必要がありますね。

研修薬剤師：かぜは基本的には薬がなくても自然軽快する疾患なので，薬を処方する場合は，その有用性と副作用を十分吟味する必要がありますね。

研修医：ちゃんと診断して薬も適切に処方するのって大変ですね。患者さんはかぜ薬を強く希望されることもあって，ポリファーマシーになることも多いですし。少し自信がなくなってきました…。

指導医：なるほど。確かに大変なことも多いですが，患者さん自身としっかり向き合い，薬の有用性と副作用を評価する姿勢を忘れなければ大丈夫です。今回はかぜ診療におけるポリファーマシー症例を通して，みんなで一緒に学んでいきましょう。

症 例

【現病歴】

82歳，男性，Nさん。

糖尿病，高血圧，慢性腎不全で自宅近くのI内科医院に通院していた。2週間前にかぜと診断をされ，総合感冒薬などを処方された。しかし咳・痰症状が続くため再度受診し，鎮咳薬と抗菌薬が処方されたが，その後も倦怠感が持続し，尿も出にくいためN病院内科を受診した。

I内科医院	
ナトリックス®（インダパミド）錠1mg	1回1錠 1日1回 朝食後
トラゼンタ®（リナグリプチン）錠5mg	1回1錠 1日1回 朝食後
PL配合顆粒®	1回1錠 1日3回 毎食後
ムコダイン®（L-カルボシステイン）錠500mg	1回1錠 1日3回 毎食後
メジコン®（デキストロメトルファン）錠15mg	1回2錠 1日3回 毎食後
リン酸コデイン散1% 1g	咳が強いとき 頓用
クラビット®（レボフロキサシン）錠250mg	1回1錠 1日1回 朝食後

＊　＊　＊

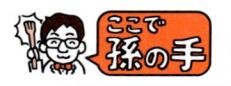

木と向き合う（患者さん自身を知る）

高齢者総合機能評価

医学的評価

既往歴

若いころに肋膜炎になって治療した。詳細不明

25歳　虫垂炎（手術療法）

72歳　健診で高血圧の指摘を受けI内科医院を受診。降圧薬内服開始

76歳　I内科医院での定期検査で糖尿病を指摘。食事療法後に内服開始

80歳　急性肺炎としてI内科医院で抗菌薬投与あり

81歳　白内障の手術あり

身長160cm，体重52kg（最近1年間で3kg減った）

内服薬：記載の処方のみ（ほかの医療機関からの処方なし，OTCやサプリメントの内服なし）

アレルギー歴：魚介類

嗜好歴：喫煙あり〔72歳まで20本/日（現在はやめている）〕，
　　　　飲酒は焼酎1〜2合/日

血液検査結果

WBC：12,800/μL，RBC：420×10^4/μL，Hb：14.0g/dL，PLT：42.0×10^4/μL，BUN：28.5mg/dL，Cre：1.42mg/dL，Na：145mEq/L，K：3.9mEq/L，Cl：104/mEq/L，Ca：8.5mg/dL，T-bil：0.7mg/dL，AST：24U/L，ALT：18U/L，LDH：225U/L，ALP：240U/L，CRP：5.3mg/dL，血糖：195mg/dL，HbA1c（NGSP）：7.9%

胸部レントゲン：右上中肺野に軽度浸潤影あり

心電図：NSR，完全右脚ブロック

認知・精神機能

認知機能：明らかな認知機能低下はなし（本人は物忘れが多くなってきたと自
　　　　　覚している）

うつ，不安：抑うつや興味の消失はなし

身体機能（体調不良前）

BADL（基本的日常動作）	
Dressing（着替え）	自立
Eating（食事）	自立
Ambulation（移乗）	自立
Toileting（排泄）	自立
Hygiene（入浴）	自立
IADL（手段的日常動作）	
Shopping（買い物）	自家用車でスーパーまで行っている
Housekeeping（家事）	自分でできる。たまに娘がきて手伝ってくれる
Accounting（金銭管理）	自分で帳面をつけている
Food preparation（炊事）	たまに作るが，宅配サービスを利用している
Transport（移動）	自家用車あり。
Telephone（電話）	使用可能
Taking medicine（服薬管理）	自分で管理している
AADL（高度日常生活動作）	
趣味，時間の使い方や過ごし方	小学校の教員をしていた。 花が好きで，自宅で植えている。

視力：眼鏡使用なし，白内障の手術後調子はいい，聴力：補聴器なし，排尿：夜間頻尿は1〜2回あり
口腔内：自分の歯が20本あって，この前表彰された。

社会的環境

家族構成：奥さんは78歳のときに他界。現在独居生活。子供は長女，次女がいる（家族図参照）

住居環境：築40年の自宅での生活。

経済状況：年金暮らし

介護保険：介護保険利用なし。

家族図

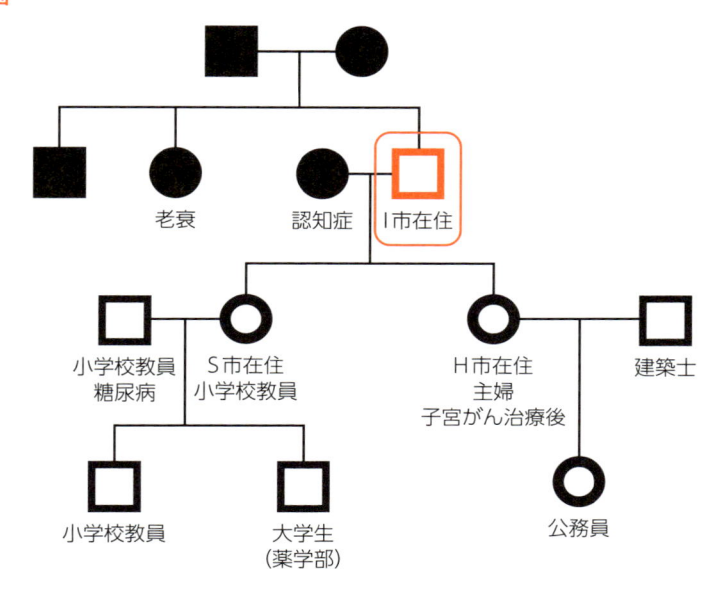

図の説明：
- 老衰
- 認知症
- I市在住
- 小学校教員 糖尿病
- S市在住 小学校教員
- H市在住 主婦 子宮がん治療後
- 建築士
- 小学校教員
- 大学生（薬学部）
- 公務員

Nさん本人，家族の希望や人生観

90歳まで元気でいたい。孫の結婚式に出られたらいいなと思う。

Nさんの薬に対する考えや思い

かなりの量のかぜ薬を飲んでいるのに体調がすぐれない。なにか悪い病気でも隠れているのではないかと心配。

指導医：高齢者のかぜ診療においても，高齢者総合機能評価は有用です。ADLや認知機能の評価は必須であり，普段の状態からの変化をとらえるために，家族や施設スタッフなどからの情報は不可欠です。受け答えもよく，ADLが維持されていればかぜの可能性が高くなります。

研修医：Nさんのレントゲン写真からは肺炎を考えないといけませんよね。

研修薬剤師：でも抗菌薬（クラビット®）を内服しても，症状はよくなったり悪くなったりで，普通の肺炎なのでしょうか？

指導医：そうですね。症例のNさんですが，胸部レントゲンで肺炎が疑われたのですが，症状の経過や画像所見から肺結核の可能性もあったため，抗酸菌塗抹検査を行いました。検査の結果，結核菌陽性とわかり専門病院に紹介となりました。

研修医：ええ〜，結核だったのですか。驚きです。

指導医：Nさんの経過は，典型的な肺結核の経過の一つかもしれませんが，自分がかかりつけの先生の立場であれば，最初から診断できた自信はありません。悩ましい症例です。

薬局長：ほかにNさんの症状で気になるところはありますか？

研修薬剤師：尿が出にくい症状は，薬の副作用の可能性はありますか？

薬局長：そうですね。その可能性は十分あります。ではNさんに処方された薬（抗菌薬も含めて）の有用性と副作用についてみんなで考えてみましょう。

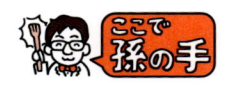**枝葉を整える**
（薬の有用性と副作用のリスクを評価する）

　では，今回Nさんに処方された薬をとりあげて，その有用性と副作用を考えてみましょう。そもそも感冒に対して抗菌薬は必要ないでしょう，とツッコミをいれてしまいそうですが…。

1. クラビット® （レボフロキサシン）

　まずクラビット®（レボフロキサシン）ですが，フルオロキノロン系抗菌薬の代表として非常によく処方される抗菌薬の一つです。グラム陽性菌〜陰性菌に幅広い抗菌スペクトラムを有し，マイコプラズマ・クラミドフィラ・レジオネラにも効果があります。内服時のバイオアベイラビリティ（投与された薬物が，どれだけ全身循環血中に到達し作用するかの指標）は99％と非常に高いため，内服薬も静注薬と同等の効果を示します[2]（下痢や浮腫が強い場合などは吸収が悪くなることがあるため，静注薬を用いるほうがよいでしょう）。また抗結核作用を有しており，結核の標準治療薬が使用できないときの代替薬にな

ります。一般的な細菌性肺炎にフルオロキノロン系抗菌薬を使用するときは，「結核が除外できている」という条件を満たす必要があり，注意が必要です。今回の症例のように，結核診断前にフルオロキノロン系抗菌薬が投与されていた場合，治療の遅れ（約2週間）や死亡リスクの上昇につながると報告されています[3),4)]。また肺結核の患者さんの48％は，抗菌薬の種類を問わず，投与すると症状の改善・レントゲン写真の改善がみられたという報告もあります。すべての抗菌薬で，肺結核はマスクされる可能性があるため注意が必要です[5),6)]。

　フルオロキノロン系抗菌薬の副作用として有名なのが，中枢神経症状です。頭痛・めまい・混乱・意識障害などさまざまな神経症状がみられます。また特徴的な副作用としてアキレス腱などの腱炎や腱断裂があり，特に高齢者・ステロイド使用者はそのリスクが高くなる可能性が報告されています[7)]。

　また最近のコホート研究では，フルオロキノロン系抗菌薬内服と大動脈瘤や大動脈解離の発症に関連があると報告されています[8)]。不必要な使用は厳に慎まなければなりませんね。

　ほかに感冒の患者さんに処方されやすい薬についてまとめてみましょう。

2. PL配合顆粒®

　Nさんに処方されている薬のなかでPL配合顆粒®がありますが，どのような成分が入っているか知っていますか？　PL配合顆粒®1gには，サリチルアミド270mg，アセトアミノフェン150mg，無水カフェイン60mg，プロメタジンメチレンジサリチル酸（抗ヒスタミン薬）13.5mgが配合されています。残念ながら，解熱鎮痛目的のアセトアミノフェンは量が少なく，またプロメタジンは抗コリン作用があるため高齢者には避けるべき薬です。前立腺肥大症のある患者さんは尿閉になる危険性があるので注意が必要です。症例のNさんの尿の出にくい症状は，無治療の前立腺肥大症があり，抗コリン作用の影響で増悪した可能性が考えられます。

3. メジコン®（デキストロメトルファン）

　またメジコン®（デキストロメトルファン）は非麻薬性鎮咳薬に分類され，延髄にある咳中枢に直接作用し，咳反射を抑制します。関連する受容体は多く，σ-1受容体のほか，ノルアドレナリン，セロトニン，NMDAなどの受容体にも

関与し，その作用は多種多様です。実際の効果としては，コデインと同等の鎮咳効果があるとする報告[9]がある一方，プラセボと比較しても主観的な効果改善には乏しいという報告[10]もあります。鎮咳作用以外に，アルツハイマー型

▶ コラム： 高齢者をみたら，結核を疑え

　結核菌は，ドイツ人医師のロベルト・コッホが1882年3月24日に発見し，現在それを記念して3月24日が世界結核デーと制定されています。結核は世界の10大死因の一つです。

　2016年の集計[12]では，日本の結核罹患率（人口10万対）は13.9であり，罹患率が10以下になる国を「低蔓延国」としているため，残念ながら日本はその基準を満たしていません。また地域差もあり，罹患率の高い都道府県トップ3は大阪府（22.0），東京都（17.2），愛知県（16.9），低い都道府県トップ3は山形県（7.2），長野県（7.9），宮城県（7.9）となっています。

　現在わが国では，結核は圧倒的に高齢者に多くみられる疾患になっています。罹患率は80歳代では60.8，90歳以上で96.3と，高齢になるに従い急激に上昇します。

　高齢者における結核の特徴としては，咳や痰などの呼吸器症状が乏しく，診断が困難な場合が少なくないことです。なんとなく元気がない，食欲不振などの非特異的全身症状が多く，一見軽いかぜにしかみえないことがあります。また胸部X線像も誤嚥性肺炎とほとんど区別がつかないような症例も経験します。昔は「肺結核」は「肺浸潤」，「結核性胸膜炎」は「肋膜・肋膜炎」という名前でよばれていたので，既往歴を聴取するときにも注意が必要です。高齢者医療施設などの結核の集団感染もたびたび報道されています。診断されるまでに時間がかかるため，多数の接触者や集団感染が起きてしまいます。「高齢者をみたら，薬の副作用を疑え」と言われますが，「高齢者をみたら，結核を疑え」もあながち間違っていないと思います。

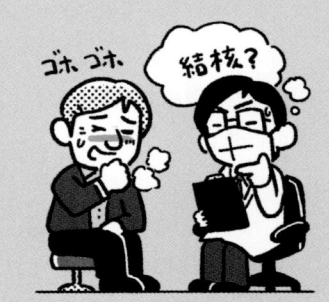

認知症に対してキニジンとの併用で有用性が報告[11]されていますが，プラセボよりも転倒が多かったため，高齢者に処方する場合には注意したほうがよいでしょう。量が多いと倦怠感・めまい・ふらつき・認知機能低下が出現する可能性があり，虚弱高齢者には注意して処方する必要があります。実際にはメジコン®（デキストロメトルファン）15mgを1日3〜6錠で使用しますが，高齢者には1日3錠で使用したほうがよいかもしれません。

研修薬剤師：かぜの症状に対していろんな薬を処方されて内服している患者さんを多くみかけます。

薬局長：そうですね。患者さんから「この薬全部飲まないといけないのでしょうか？」と質問されることもあります。基本的にかぜはウイルス感染による症状で，自然軽快するので薬は必須ではありませんよと説明します。しかし，そのように説明しても「それなら，なんで先生はこんなに薬を処方したのでしょうか？」と言われ，答えにつまることがあります。

指導医：そこはかぜ診療の難しい部分ですね。とりあえず薬を処方すれば，患者さんの心配がなくなり，満足してもらえるといった考えも見えてくることがあります。

研修医：どうしても抗菌薬を処方してくださいと言われることもありますし…。こちらから一方的に必要ないといってもなかなか納得してもらえませんよね。

指導医：そのとおりです。かぜのイメージや薬に対する認識は，患者さん一人ひとりで異なります。患者さんと情報を共有し，意思決定することが大切になりますね。

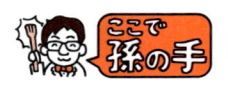
森を育てる（多職種連携や地域全体の関わり）

　薬剤耐性（antimicrobial resistance；AMR）に起因する死亡者が今後激増すると予測され，適切な抗菌薬使用が必要であると考えられるようになっています。2016年にわが国でも具体的なアクションプランが決められました[13]。抗菌薬使用量に関しては，以下の指標があります（表1）。

　このようなプランを実現するには，地域でのAMRに関する知識や理解を深

めていく必要があります。医師，薬剤師を中心に多職種でアプローチしなければこの問題はそう簡単に解決しないと思われます。

では，実際に一般の人は抗菌薬をどのように認識しているのでしょうか？そのような疑問を調査したいくつかの研究をまとめた報告があります[14]（表2）。

患者さんの考えや思いを理解しないまま，抗菌薬は必要ないと一方的に説明をしてもうまくいかないことが多いでしょう。適切な情報提供と患者教育，医療者からの共感や支援を受けることで，急性上気道炎に対する抗菌薬使用を47％から29％に減らすことができ，再受診や満足度の低下は認めなかったと報告されています[15]。厚生労働省から「抗微生物薬適正使用の手引き 第一版」

表1　ヒトの抗菌薬の使用量（人口千人あたりの1日抗菌薬使用量）

指標	2020年（対2013年比）
全体	33%減
経口セファロスポリン系薬，フルオロキノロン系薬，マクロライド系薬	50%減
静注抗菌薬	20%減

〔国際的に脅威となる感染症対策関係閣僚会議：薬剤耐性（AMR）対策アクションプラン2016-2020, 2016より〕

表2　一般人における抗菌薬や耐性菌に対する考え

項目	頻度（%）
風邪の症状をこじらせないために抗菌薬を服用する	57%
ウイルス感染に対しても効果があると考えている	54%
風邪の症状を早く治すために抗菌薬を服用する	52%
消炎鎮痛薬と同じである	51%
風邪やインフルエンザの治療に有効である	50%
症状が改善したら抗菌薬はすぐに中止する	47%
薬剤耐性菌の問題を知らない	41%
抗菌薬は細菌感染に対して使用することを知らない	34%
抗菌薬の乱用が耐性菌を増やすことを知らない	27%

〔Gualano MR, et al：Pharmacoepidemiol Drug Saf, 24：2-10, 2015より〕

が発表されており，フリーアクセスできます。非常に実践的な内容になっており，医師から患者への説明例以外に，薬剤師から患者への説明例も記載されています。一読をオススメします。

> ▶ **コラム:**　Learn the pharmacology of being a physician

　医師・薬剤師からかけられる言葉や情報によって，病気の症状や薬の副作用をより重く感じてしまう場合があると言われています[16]。例えば，高血圧の治療のためにβ遮断薬を処方された人のなかで，副作用として勃起不全の可能性を説明された人では，説明されなかった人よりも実際に勃起不全が現れる割合が増えたと報告されています（勃起不全の割合は説明ありで38％，説明なしで13％）[17]。

　またスタチンの研究では，対象者がスタチンを飲んでいるかどうか知らされていなかった時期と比較すると，スタチンを飲んでいることを知っていた時期のほうで筋関連有害事象が増えていました[18]。

　しかし，このような研究結果があるからといって患者さんに薬の副作用情報を提供しないわけにはいきませんね。薬の良い面と悪い面の両方をバランスよく伝え，患者さんの症状改善やQOL向上を得るにはどのような情報提供や言葉のかけ方が大切なのかを意識することが大切です。

　最後に「ドクターズルール425医師の心得集」[19] から一部分を抜粋します。

　　すべての医師は薬である（Each physician is a drug）

　　診察時の医師の行動は，

　　　副作用を起こしうる，

　　　効果を持続させることができる，

　　　中毒を来しうる，

　　　適応となりうる，

　　　禁忌となりうる，

　　　過量に与えられることがある，

　　　不足量になることがある，

　　　適切な間隔で与えられることがある，

　　　不適切な間隔で与えられることがある

次ページにつづく

そしてなによりも,
プラセボ効果をもたらすことができる
医師であることの薬理作用を学びなさい（Learn the pharmacology of being a physician）
「医師」の部分を「薬剤師」に変えてもよく当てはまる，すばらしい心得だと思います。みなさんは自分自身の薬理作用をどのように考えていますか？

⌂Takehome message

- 高齢者の長引くかぜ症状をみたら，結核も考えてみる。
- 患者さん・医療者お互いの認識を意識して，薬を適切に処方しよう。
- 医療者自身の薬理作用を意識する。

引用文献】

1) Chen Y, et al：Risk factors for acute respiratory infection in the Australian community. PLoS One, 9：e101440, 2014
2) Gilbert DN, 他・編：日本語版サンフォード感染症治療ガイド2014（第44版）, ライフサイエンス出版, 2014
3) Dooley KE, et al：Empiric treatment of community-acquired pneumonia with fluoroquinolones, and delays in the treatment of tuberculosis. Clin Infect Dis, 34：1607-1612, 2002
4) van der Heijden YF, et al：Fluoroquinolone exposure prior to tuberculosis diagnosis is associated with an increased risk of death. Int J Tuberc Lung Dis, 16：1162-1167, 2012
5) Craig SE, et al：Think TB！Is the diagnosis of pulmonary tuberculosis delayed by the use of antibiotics？ Int J Tuberc Lung Dis, 13：208-213, 2009
6) Leung AN, et al：Pulmonary tuberculosis：the essentials. Radiology, 210：307-322, 1999
7) Stephenson AL, et al：Tendon Injury and Fluoroquinolone Use：A Systematic Review. Drug Saf, 36：709-721, 2013
8) Pasternak B, et al：Fluoroquinolone use and risk of aortic aneurysm and dissection：nationwide cohort study. BMJ, 360：k678, 2018
9) Aylward M, et al：Dextromethorphan and codeine：comparison of plasma kinetics and antitussive effects. Eur J Respir Dis, 65：283-291, 1984
10) Ramsay J, et al：Assessment of antitussive efficacy of dextromethorphan in smoking related cough：objective vs. subjective measures. Br J Clin Pharmacol, 65：737-741, 2008

11）Cummings JL, et al：Effect of Dextromethorphan-Quinidine on Agitation in Patients With Alzheimer Disease Dementia：A Randomized Clinical Trial. JAMA, 314：1242-1254, 2015

12）厚生労働省：平成28年　結核登録者情報調査年報集計結果について（http://www.mhlw.go.jp/file/06-Seisakujouhou-10900000-Kenkoukyoku/0000175603.pdf）

13）厚生労働省：「薬剤耐性（AMR）について」　薬剤耐性（AMR）アクションプラン（概要）（http://www.mhlw.go.jp/file/06-Seisakujouhou-10900000-Kenkoukyoku/0000120777.pdf）

14）Gualano MR, et al：General population's knowledge and attitudes about antibiotics：a systematic review and meta-analysis. Pharmacoepidemiol Drug Saf, 24：2-10, 2015

15）Coxeter P, et al：Interventions to facilitate shared decision making to address antibiotic use for acute respiratory infections in primary care. Cochrane Database Syst Rev, 11：CD010907, 2015

16）Barsky AJ, et al：The Iatrogenic Potential of the Physician's Words. JAMA, 318：2425-2426, 2017

17）Cocco G, et al：Erectile dysfunction after therapy with metoprolol：the Hawthorne effect. Cardiology, 112：174-177, 2009

18）Gupta A, et al：Adverse events associated with unblinded, but not with blinded, statin therapy in the Anglo-Scandinavian Cardiac Outcomes Trial-Lipid-Lowering Arm（ASCOT-LLA）：a randomised double-blind placebo-controlled trial and its non-randomised non-blind extension phase. Lancet, 389：2473-2481, 2017

19）クリフトン・K. ミーダー・編：ドクターズルール425；医師の心得集. 南江堂, 1994

Case7：バック・トゥ・ザ・フューチャー！！
パーキンソニズムの原因を探しにいこう

第16回は，かぜ診療で抗菌薬を処方することによる薬剤耐性菌の問題や結核との鑑別の重要性を，また鎮咳薬などについて副作用の点から注意点を解説しました。第17回は，薬剤性パーキンソニズムを取り上げます。また，医療現場でのコミュニケーションを改善するための有用なツールも紹介します。それでは，孫の手を用意してみんなで楽しく学んでいきましょう！！

●前回のおさらい

まず第16回の最重要点を振り返ってみます。
・高齢者の長引くかぜ症状をみたら，結核も考えてみる。
・患者さん・医療者お互いの認識を意識して，薬を適切に処方しよう。
・医療者自身の薬理作用を意識する。

指導医：皆さん，好きな医療系の映画やドラマはありますか？

研修医：え～，やっぱりDrヘリの「コードブルー」が面白いですよね。あの緊迫感が最高です。

研修薬剤師：私は「ディア・ドクター」が好きですね。ほのぼのしている感じがいいです。

薬局長：「白い巨塔」は定番ですがいいですね。あの教授回診のシーンがインパクトあります。

研修医：薬局長が教授になって医局員を引き連れていたら，迫力ありますね（笑）。

薬局長：…。

指導医：まぁまぁ（笑）。私は学生時代に始めてみた「レナードの朝」ですね。難病治療の成功と苦悩が印象的です。人それぞれに思い入れのある映画

やドラマがあって面白いですね。なんかポリファーマシーから脱線してしまいましたが，たまにはこのような話題もいいですね。では，今回も症例を通してみんなで楽しく学んでいきましょう。

症　例

【現病歴】

80歳，女性，Gさん

甲状腺機能低下症，胃食道逆流症（gastroesophgeal reflex disease；GERD），不眠症でN診療所に定期通院していた。認知症の旦那さんの介護をしながらの生活であった。2〜3カ月くらい前から，畑仕事に出ることが少なくなり家にいる時間が増えていた。1カ月前から歩行時にふらつくようになり，数回転倒した。元気がない様子で，食事の量も減っていたためN診療所を受診し精査依頼でN病院に紹介となった。

N内科医院	
チラーヂン®（レボチロキシン）S錠50μg	1回1錠 1日1回 朝食後
タケキャブ®（ボノプラザン）錠10mg	1回1錠 1日1回 夕食後
ドグマチール®（スルピリド）錠50mg	1回1錠 1日3回 毎食後
マグミット®（酸化マグネシウム）錠330mg	1回3錠 1日1回 夕食後
マイスリー®（ゾルピデム）錠10mg	1回1錠 1日1回 就寝前

＊　　＊　　＊

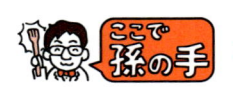 **ここで孫の手** 木と向き合う（患者さん自身を知る）

高齢者総合機能評価

医学的評価

既往歴

45歳　甲状腺機能低下症に対して加療開始

62歳　自宅内で転倒し鎖骨骨折

70歳ごろから便秘症，不眠症で投薬あり

79歳　胸焼け症状があり。GERDとして治療開始

身長150cm，体重46kg

内服薬：記載の処方のみ（他の医療機関からの処方なし，OTCやサプリメントの内服なし）

アレルギー歴：なし

嗜好歴：喫煙なし，飲酒なし

血液検査結果

WBC：4,010/μL，RBC：380×10^4/μL，Hb：11.3g/dL，PLT：20.2×10^4/μL，BUN：18.4mg/dL，Cre：0.62mg/dL，Na：140mEq/L，K：4.3mEq/L，Cl：102/mEq/L，Ca：9.8mg/dL，T-bil：0.9mg/dL，AST：19U/L，ALT：14U/L，LDH：1,97U/L，ALP：252U/L，CRP：0.05mg/dL，血糖：114mg/dL，TSH：0.83μIU/mL，FT：41.5ng/dL

画像検査

胸部レントゲン：明らかな異常所見なし

頭部CT：血種なし，水頭症を疑わせる所見なし

認知・精神機能

認知機能：明らかな認知機能低下はなし

うつ，不安：よく疲れたというが，興味の消失や抑うつはない

身体機能（体調不良前）

BADL（基本的日常動作）	
Dressing（着替え）	自立
Eating（食事）	自立
Ambulation（移乗）	自立
Toileting（排泄）	自立
Hygiene（入浴）	自立
IADL（手段的日常動作）	
Shopping（買い物）	買い物は長男夫婦といく
Housekeeping（家事）	自立
Accounting（金銭管理）	長男夫婦

Food preparation（炊事）	自立
Transport（移動）	1〜2時間かかるところまでバスに乗っていくことが可能
Telephone（電話）	携帯電話はもっていない。自宅の電話はでることができる
Taking medicine（服薬管理）	自分で管理している
AADL（高度日常生活動作）	
趣味，時間の使い方や過ごし方	畑仕事

視力：眼鏡使用あり，白内障手術後，聴力：補聴器あり。両側，排尿：夜間頻尿なし，口腔内：部分入れ歯

社会的環境

家族構成：旦那さん（認知症あり），長男夫婦と同居。子供は長女，長男がいる（家族図参照）

住居環境：築15年の自宅での生活

介護保険：介護保険利用なし

家族図

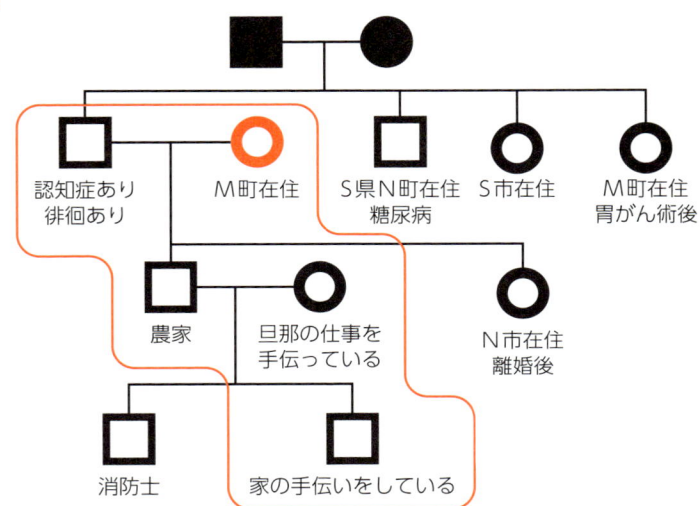

Gさん本人，家族の希望や人生観

農家の仕事を一生懸命にやってきた。もう少し長生きしたい。

Gさんの薬に対する考えや思い

N診療所の先生がいろいろ考えて薬を出してくれるので助かる。

研修医：Gさんは，旦那さんの介護疲れがあったみたいですが，それが今回の症状の原因にはならないと思うのですが…。高齢者機能評価でも，数カ月前はBADLやIADLも落ち着いていたほうですし。

研修薬剤師：甲状腺機能も正常値で，うつ病もスクリーニングでは可能性は低いと思います。

研修医：Gさんの診察を一緒にさせてもらいました。診察室に入ってもらうときに，家族が少し支えながら歩いていました。表情は硬く，口唇をもぐもぐと動かしている様子でした。診察室の椅子に座っていることができず，すぐに立ちあがって落ち着かない様子でした。

指導医：そうですね。Gさんの症状をまとめてみると，

・表情が硬い，動きが固い→仮面様顔貌，無動

・歩行不安定→小刻み歩行

・じっと座っていられない→アカシジア（静座不能）

・口唇をもぐもぐしている→口唇ジスキネジア

と考えられました。

研修医：なるほど。これはパーキンソニズムと考えることができますね。

薬局長：お薬手帳を確認してみると，今回の体調不良の2カ月前からドグマチール®（スルピリド）が処方されていました。

指導医：かかりつけのN診療所の先生に情報提供していただき，旦那さんの介護が大変で元気がない様子であったため，ドグマチール®（スルピリド）を処方したと教えてもらいました。

研修薬剤師：これは，ドグマチール®（スルピリド）による薬剤性パーキンソニズムの可能性が高そうですね。

薬局長：そうですね。では薬剤性パーキンソニズムについてみんなで学んでいきましょう。

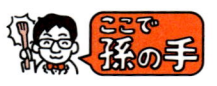

枝葉を整える
（薬の有用性と副作用のリスクを評価する）

　パーキンソン病は，中脳黒質の変性により振戦・筋強剛・無動・姿勢反射障害を4大症状とする疾患です。1817年にJames Parkinsonにより初めて記載され[1]，1888年にJean-Martin Charcotにより，現在の疾患概念がほぼ確立されました。

1．パーキンソン病の特徴

　4大症状の特徴をみてみましょう。

（1）振　戦

　静止時振戦，姿勢時振戦，両者の混在などさまざまなパターンがありますが，静止時振戦はパーキンソン病で特徴的といわれています。姿勢保持から振戦が出現するまで10秒程度の潜時があるre-emergent tremorは，パーキンソン病に特徴的といわれています。

（2）筋強剛

　関節を一定の速さで他動的に屈曲したときに感知される抵抗で，鉛管様，または歯車様と表現されます。

（3）無　動

　動作や発語が緩慢になっている状態で，思考も緩慢になることもあります。仮面様顔貌もみられることがあります。

（4）姿勢反射障害

　姿勢時や動作時に体幹を適切な位置に保持することができず，また転倒を回避するために足を踏み出したりすることができなくなります。これ以外にも歩行は，手の振りが少なく，前傾小刻み歩行になることが多いです。

　そして，パーキンソン病でみられるこれらの症状を呈することをパーキンソニズムといいます。パーキンソニズムは症状名であり，病名ではありません。日常診療では，パーキンソニズムを呈しているもののパーキンソン病ではないということもしばしば経験します。その代表として，薬剤性によるものや脳血管障害によるもの，他の変性疾患に伴うものなど，鑑別疾患は非常に多く診断が容易でないこともあります。パーキンソニズムを来す疾患を分類すると大ま

かに下記になります[2]。

一次性パーキンソニズム：パーキンソン病（孤発性，家族性）

二次性パーキンソニズム：薬剤性，血管性，正常圧水頭症，一酸化炭素中毒など

パーキンソンプラス症候群：進行性核上性麻痺，多系統萎縮症，皮質基底核変性症など

2. 薬剤性パーキンソニズムの原因薬剤

では，二次性パーキンソニズムの代表的な原因である薬剤性パーキンソニズムについてまとめてみます。**表1**を見ていただくと，さまざまな薬によってパーキンソニズムを来してしまうことがわかると思います。症例の原因薬剤となったスルピリドは定型抗精神病薬（ベンザミド系）にあたり，抗精神病薬以外に，胃腸薬や制吐薬としても用いられることがあり注意が必要です。「高齢者の安全な薬物療法ガイドライン2015」[5]にも，特に慎重な投与を要する薬剤としてスルピリドは取りあげられています。

表1　薬剤性パーキンソニズムの原因となる薬剤

定型抗精神病薬	**フェノチアジン系** クロルプロマジン（コントミン®，ウインタミン®） プロクロルペラジン（ノバミン®） **ブチロフェノン系** ハロペリドール（セレネース®）， **ベンザミド系** スルピリド（ドグマチール®），チアプリド（グラマリール®）
非定型抗精神病薬	リスペリドン（リスパダール®），オランザピン（ジプレキサ®）
抗うつ薬	**SSRI** パロキセチン（パキシル®），エスシタロプラム（レクサプロ®） セルトラリン（ジェイゾロフト®） **三環系抗うつ薬** アミトリプチリン（トリプタノール®）
カルシウム拮抗薬	ベラパミル（ワソラン®），ジルチアゼム（ヘルベッサー®）
制吐薬	メトクロプラミド（プリンペラン®），ドンペリドン（ナウゼリン®）
抗てんかん薬	バルプロ酸（デパケン®），フェニトイン（アレビアチン®）
抗ヒスタミン薬	ヒドロキシジン（アタラックスP®）

〔Shin HW, et al：J Clin Neurol, 8：15-21, 2012/
Bondon-Guitton E, et al：Mov Disord, 26：2226-2231, 2011より〕

3. 薬剤性パーキンソニズムの特徴

　まず薬剤性パーキンソニズムは高齢者の女性に認めることが多いと報告されています（図1）。

　薬剤性パーキンソニズムの症状の特徴としては，
・症状の左右差が少ない
・姿勢時振戦が多い
・症状は比較的急性発症
・アカシジアやジスキネジアを伴うことが多い

があげられています[7]。しかし，臨床症状のみで薬剤性と他のパーキンソニズムを来す原因を鑑別するのは困難であり，疑わしい薬の投薬歴を慎重に検討していく必要があります。

　薬剤内服後から発症までの期間には2つのピーク（0～3カ月，12カ月以上）があると報告されています[8]（図2）。0～3カ月では定型抗精神病薬や抗うつ薬などが多く，12カ月以上ではカルシウム拮抗薬による症例を多く認めた結果でした。

　多くの症例は薬剤投与中止後4カ月以内には症状は改善しますが，6～18カ月

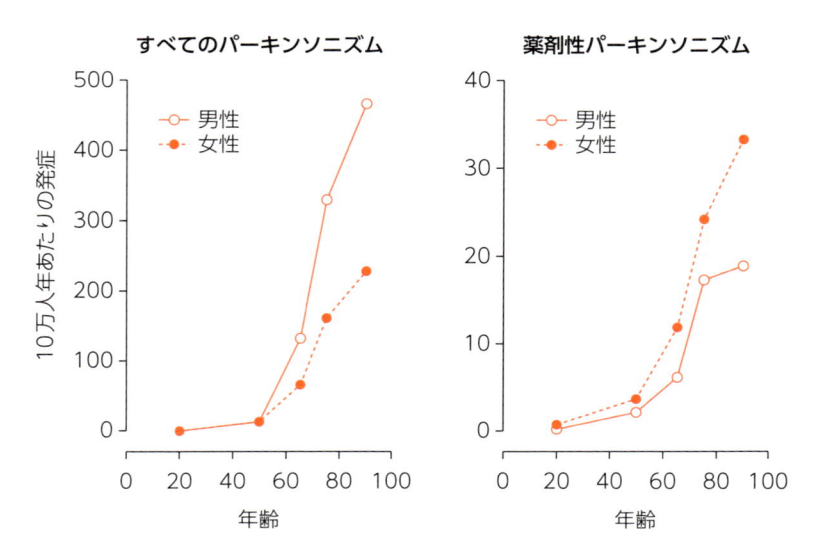

図1　薬剤性パーキンソニズムの発症年齢と性差について（すべてのパーキンソニズムとの比較）

〔Savica R, et al：Mov Disord, 32：227-234, 2017より〕

と改善するまでに時間のかかる症例も報告されています[7]。また薬を中止しても症状が持続してしまう症例もあり，そのような症例は潜在的にパーキンソン病の要素をもっていた可能性も考えられます。

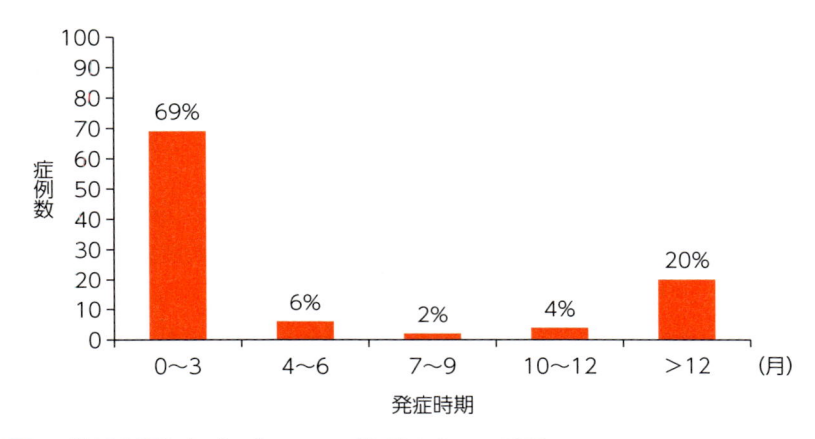

図2　薬剤内服からパーキンソニズム発症までの時間

〔Bondon-Guitton E, et al：Mov Disord, 26：2226-2231, 2011 より作成〕

 指導医：症例のGさんはドグマチール®（スルピリド）を中止後，1カ月ほどで症状は消失しました。

 研修医：私も同席させてもらいましたが，本当に別人のように歩いていましたし，笑顔もあってうれしかったです。

 薬局長：実は，先日N診療所の門前薬局の薬剤師さんと話をする機会があったのですが，ドグマチール®（スルピリド）が処方された後，数回Gさんが薬局に来る姿をみて「なんか動きが悪そうだな。もしかしてスルピリドの影響があるのかもしれない」と考えたことがあったそうです。ただ，診療所の先生に疑義照会などは遠慮してできなかったそうです。

 研修薬剤師：自分がその薬剤師さんの立場のときに，薬の副作用を疑って疑義照会ができるか自信はありません。ハードルは高い印象です…。

 研修医：当直で，ほかの病院の先生に電話で患者さんを紹介するときの対応に似ているかもしれないですね。伝えたい内容を整理してからでないと，うまく理解してもらえないことがあります。

▶▶ コラム: 変幻自在に色を変えます

　オレンジ，グリーン，ブラック，パープル，コーラ。飲み物の話でも始まるかのような書き出しですが，今回は飲み物ではなく尿のお話です（笑）。尿は疾患や患者さんの状態，薬の影響で変色することがあります。表2に尿の変色の代表例をまとめます。以前，集中治療室で仕事をしていたときに，新人看護師さんから，「先生，尿が緑色になっているんです。緑膿菌が悪さしていると思うので見に来てください」といわれ，診察したことがありました。人工呼吸器管理中の患者さんで，鎮静目的でプロポフォールが投与されていました。緑色の尿はプロポフォールによって変色したと考えられ，バイタルサインも安定していたため経過をみました。鎮静を終了した後に，患者さんの尿は普通色に戻っていました。尿の変化についてあらかじめ知っていないと医療者でも驚きますので，患者さんやその家族にもこのような変化を適切に説明できるようにしましょう。

表2　尿の変色の代表例

尿の色	原　因	機序や注意点
オレンジ	リファンピシン	・薬の成分や代謝産物による変色 ・尿以外にも汗，涙も変色する。コンタクトレンズも着色するので注意
グリーン	プロポフォール	・フェノール代謝物による変色 ・プロポフォール中止後2時間〜2日で色がもとに戻ることが多い[9]
ブラック	レボドパ	・代謝産物による変色 ・レボドパは酸化マグネシウムと混合するとより黒くなる
パープル	purple urine bag syndrome	・尿の変色ではなく，バッグに色素が着色する ・女性，長期カテーテル留置，便秘ありの場合に多い[10]
コーラ	横紋筋融解症	・ミオグロビン尿

指導医：そうですね。ポリファーマシーの問題解決には，医療現場での良好なコミュニケーションが必要不可欠です。

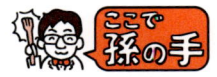

森を育てる（多職種連携や地域全体の関わり）

　医療現場でのコミュニケーションは，医療者間コミュニケーションと患者―医療者コミュニケーションの2つに大別されます。今回は，前者の医療者間コミュニケーションとして，医師―薬剤師の関係に注目して解説していきたいと思います。

　例えば，薬剤師が医師に対して行う疑義照会は，患者さんに不利益な事象を未然に防ぐことを目的としており，薬剤師にとって重要な業務の一つです。疑義照会は具体的に下記のように定義されています。

> **＜薬剤師法上の疑義照会の定義＞**
> 薬剤師は，処方箋中に疑わしい点があるときは，その処方箋を交付した医師，歯科医師または獣医師に問い合わせて，その疑わしい点を確かめた後でなければ，これによって調剤してはならない。（薬剤師法第24条）

　「処方箋中に疑わしい点があるとき」には，保険的な問題や処方箋記載不備などから，不適切処方と思われる薬への介入なども含まれると思います。ポリファーマシーの解決には，薬剤師からの処方提案の重要性が今後ますます高まってくるでしょう。

　では実際に疑義照会はどの程度行われているのでしょうか？　2015年度の調査では，処方箋枚数ベースの疑義照会率〔（疑義照会処方箋総枚数/応需処方箋総枚数）×100％〕は2.56％で，疑義照会による処方変更率は74.88％と報告されています[11]。

　薬剤師が疑義照会をするときに，残念ながら医師とのコミュニケーションが最大の障壁になっている現状があります。私自身も現場の薬剤師の方々から「うまく意図を伝えることができない」，「医師の心象を悪くしてしまうかもしれないと不安がある」，「怒られてしまったことがあり，それ以来疑義照会はやりづらい」などさまざまな意見を伺ったことがあります。コミュニケーションの問題はかなり深刻なのがわかります。

　ここではコミュニケーション改善のための，有用なツールをいくつか紹介します。まず，医療者間のコミュニケーションを円滑にし，情報を正確に共有するためにISBAR（Introduction-Situation-Background-Assessment-

Recommendation）が提唱されています[12]（**表3**）。もともと米国海軍の潜水艦乗務員の間で使われていましたが，医療現場にも広がっています。問題点を簡潔に相手に伝えるうえで，このような項目を意識してあらかじめ準備しておくことは大切です。

表3 ISBAR

自己紹介（Introduction）	名前，所属
状況（Situation）	何が患者さんの身に起きているのか？
背景（Background）	患者さんの背景や臨床状況は何なのか？
評価（Assessment）	自分は何が問題だと思っているのか？
提案（Recommendation）	その問題を解決するために自分は何がしたいのか？

　また電話などで情報を伝える場合などは，受け手の医療者がいまどのような状態であるかを考えなければなりません。基本的なビジネスマナーを守って，「お忙しいところ大変申し訳ありません。いま，お時間大丈夫でしょうか？」と最初に確認することも基本的なことですが大切になります。

　そして相談するときの自分自身，そして相談相手がどのような状況であるかを意識しましょう。HALT（立ち止まる）のチェックリストがあり，簡単にチェックでき便利です[12]。

　H（Hungry：空腹），A（Angry：怒り），L（Late：遅れ），T（Tired：疲労）という4項目をチェックしてみましょう。自分自身が上記の状態だとうまく相談できないと思いますし，また相手も同じような状態ではうまく相談にのってくれませんね。お互いに気持ちのいいコミュニケーションがとれるような配慮も必要です。

> ▶ **コラム：　患者さんの語り**
>
> 　パーキンソン病になった著明人のなかで，映画「バック・トゥ・ザ・フューチャー」で一躍有名になったマイケル・J・フォックスさんがいます。1961年にカナダで生まれ，幼少期をバンクーバーで過ごします。18歳でアメリカにわ

次ページにつづく

たり，その後テレビドラマシリーズの「ファミリータイズ」で主役のアレックス キートンを演じブレイクします。その後，映画「バック・トゥ・ザ・フューチャー」シリーズの主人公マーティ・マクフライを演じ大成功をおさめます。ドク博士とデロリアンに乗って，過去に未来に冒険する内容は非常にエキサイティングでしたね。しかし，そのような順風満帆な俳優生活が始まろうとしていた1990年29歳のときに，左小指のふるえに気がつきます[13]。そして，その1年後にパーキンソン病と診断を受けています。治療を始めて約5年間は薬物療法で十分症状をコントロールできていましたが，1996年のテレビドラマシリーズ「スピン・シティ」が始まるころには，運動症状の日内変動やジスキネジアを認めていました。そして，1998年にパーキンソン病であることを公表し，2000年に俳優業を引退します。その後，パーキンソン病の研究助成のため「マイケル・J・フォックス パーキンソン病リサーチ財団」を設立します[14]。また，パーキンソン病との闘病を綴った自伝「ラッキー・マン」を発表し，話題となりました。

　近年，患者さん個人の内面的体験の表出であるナラティブ（物語，語り）への関心が高まっています。「ラッキー・マン」のなかでも，マイケル・J・フォックスさんの病に対しての苦悩や価値観が読み取れます。語りを通して，患者さんの内面を深く知ることができ，医療者には思いもよらないことを患者さんは感じ考えていることがわかります。

　英国オックスフォード大学から生まれたDatabase of Individual Patient Experiences（DIPEx）という，患者さんの語りをインターネットで提供する取り組みがあります。日本では「健康と病いの語り ディペックス・ジャパン」が多くの動画を公開しています[15]。認知症患者さんの家族，乳がんの患者さん，大腸がん検診を受けた患者さんなど，さまざまな立場からの語りを聞くことができオススメです。

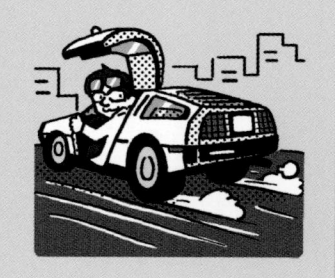

⌂Takehome message

- ・薬剤性パーキンソニズムを起こしやすい薬剤を整理する。
- ・コミュニケーション能力を高める術を意識する
- ・語ってもらうことで，はじめてわかることがある。

【引用文献】
1）Parkinson J, et al：An essay on the shaking palsy. 1817. J Neuropsychiatry Clin Neurosci, 14：223-236, 2002
2）Keener AM, et al：Parkinsonism. Semin Neurol, 36：330-334, 2016
3）Shin HW, et al：Drug-induced parkinsonism. J Clin Neurol, 8：15-21, 2012
4）Bondon-Guitton E, et al：Drug-induced parkinsonism：a review of 17 years' experience in a regional pharmacovigilance center in France. Mov Disord, 26：2226-2231, 2011
5）日本老年学会・編：高齢者の安全な薬物療法ガイドライン2015, メジカルビュー社, 2015
6）Savica R, et al：Incidence and time trends of drug-induced parkinsonism：A 30-year population-based study. Mov Disord, 32：227-234, 2017
7）Thanvi B, et al：Drug induced parkinsonism：a common cause of parkinsonism in older people. Postgrad Med J, 85：322-326, 2009
8）Bondon-Guitton E, et al：Drug-induced parkinsonism：a review of 17 years' experience in a regional pharmacovigilance center in France. Mov Disord, 26：2226-2231, 2011
9）Rawal G, et al：Green Urine Due to Propofol：A Case Report with Review of Literature. J Clin Diagn Res, 9：OD03-4, 2015
10）Hadano Y, et al：An update on purple urine bag syndrome. Int J Gen Med, 5：707-710, 2012
11）日本薬剤師会：平成27年度全国薬局疑義照会調査報告書, 2016
12）WHO：Patient Safety Curriculum Guide：Multi-professional Edition, 2011
13）Kempster PA：Michael J. Fox and his Parkinson's disease. Mov Disord, 19：105-106, 2004
14）Mohammadi D：Hollywood star leads the way in Parkinson's research. Lancet Neurol, 11：936-937, 2012
15）DIPEx Japan：健康と病の語り（https://www.dipex-j.org/）

プライマリケアで長期に処方「する」または「されている」ことの多い内服薬50薬価集

（2018年4月時点の薬価を記載）

　今後，薬剤の自己負担割合は増えていくことが予想されます。医療者は患者さんの負担がどれくらいになるのか意識することも大切です。プライマリケアで長期に処方「する」または「されている」ことの多い薬剤を独断と偏見で選んでみました。著者としては，「え〜この薬1年間内服したらこんなにお金がかかるんだ！？」と気づいてもらえればしめたものです（笑）。

商品名（一般名）	一般的な用法・用量	薬価（円）[*1]（先発品/後発品）	1年間内服した場合にかかる費用（円）[*2]（先発品/後発品）
カロナール®（アセトアミノフェン）錠300mg	1回2錠 1日3回 毎食後	先発品なし/7.90	なし/17,301
ロキソニン®（ロキソプロフェン）錠60mg	1回1錠 1日3回 毎食後	14.50/5.60	15,877/6,132
セレコックス®（セレコキシブ）錠100mg	1回1錠 1日2回 朝夕食後	68.10/後発品なし	49,713/なし
プレドニン®（プレドニゾロン）5mg	1回3錠 1日1回 朝食後	9.60/9.60	10,512/10,512
リリカ®（プレガバリン）錠75mg	1回1錠 1日2回 朝夕食後	111.50/なし	81,396/なし
サインバルタ®（デュロキセチン）20mg	1回2錠 1日1回 朝食後	148.50/後発品なし	108,405/なし
アレグラ®（フェキソフェナジン）60mg	1回1錠 1日2回 朝夕食後	57.40/12.20	41,902/8,906
メトグルコ®（メトホルミン）500	1回1錠 1日3回 毎食後	15.40/9.90	16,863/10,840
アマリール®（グリメピリド）錠1mg	1回1錠 1日1回 朝食後	15.90/9.90	5,803/3,613
ジャディアンス®（エンパグリフロジン）10mg	1回1錠 1日1回 朝食後	198.7/後発品なし	72,525/なし
グラクティブ®（シタグリプチン）50mg	1日1錠 1日1回 朝食後	132.40/後発品なし	48,326/なし
リピトール®（アトルバスタチン）錠5mg	1回1錠 1日1回 朝食後	88.20/37.20	32,193/13,578
ゼチーア®（エゼチミブ）10mg	1回1錠 1日1回 朝食後	177.0/後発品なし	64,605/なし

商品名（一般名）	一般的な 用法・用量	薬価（円）[*1] （先発品/後発品）	1年間内服した 場合にかかる費用（円）[*2] （先発品/後発品）
フェブリク®（フェブキソスタット）20mg	1回1錠 1日1回 朝食後	31.70/後発品なし	11,570/なし
チラージン®（レボチロキシン）S錠50μg	1回1錠 1日1回 朝食後	9.60/後発品なし	3,504/なし
メルカゾール®（チアマゾール）5mg	1回1錠 1日1回 朝食前	9.60/後発品なし	3,505/なし
アクトネル®（リセドロン）17.5mg	1週間1回 起床時	554.30/169.50	28,827/8,814
ロカルトロール®（カルシトリオール）0.25mg	1回1錠 1日2回 朝夕食後	19.00/7.00	13,870/5,110
メチコバール®（メコバラミン）500μg	1回1錠 1日3回 毎食後	先発品なし/15.70	なし/17,191
フェロミア®（クエン酸第一鉄）50mg	1回1錠 1日2回 朝夕食後	8.70/5.60	6,351/4,088
イグザレルト®（リバーロキサバン）15mg	1回1錠 1日1回 朝食後	524.30/後発品なし	191,369/なし
ワーファリン®（ワルファリン）1mg	1回1錠 1日1回 朝食後	9.60/後発品なし	3,504/25,623
プラビックス®（クロピドグレル）75mg	1回1錠 1日1回 朝食後	182.30/49.90	66,539/18,213
バイアスピリン®（アスピリン腸溶錠）錠100mg	1回1錠 1日1回 朝食後	先発品なし/5.60	なし/2,044
ナトリックス®（インダパミド）錠1mg	1回1錠 1日1回 朝食後	10.80/後発品なし	3,942/なし
メインテート®（ビソプロロール）5mg	1回1錠 1日1回 朝食後	49.30/15.60	17,994/5,694
アムロジン®（アムロジピン）錠10mg	1回1錠 1日1回 朝食後	65.10/27.80	23,761/10,147
レニベース®（エナラプリル）錠5mg	1回1錠 1日1回 朝食後	30.50/11.20	11,132/4,088
ミカルディス®（テルミサルタン）錠40mg	1回1錠 1日1回 朝食後	105.20/23.60	38,398/8,614
ラシックス®（フロセミド）錠40mg	1回1錠 1日1回 朝食後	9.60/6.00	3,504/2,190
ルプラック®（トラセミド）4mg	1回1錠 1日1回 朝食後	21.90/11.00	7,993/4,015
ムコソルバンL®（アンブロキソール）45mg	1回1錠 1日1回 直食後	56.70/24.20	20,695/8,833

商品名（一般名）	一般的な 用法・用量	薬価（円）[*1] （先発品/後発品）	1年間内服した 場合にかかる費用（円）[*2] （先発品/後発品）
タケプロン®（ランソプラゾール）錠15mg	1回1錠 1日1回 朝食後	71.00/26.40	25,915/9,636
マグミット®（酸化マグネシウム）錠330mg	1回3錠 1日1回 夕食後	先発品なし/5.60	なし/6,132
プルゼニド®（センノシド）錠12mg	1回2錠 1日1回 就寝前	5.60/5.00	4,088/3,650
セロクエル®（クエチアピン）錠25mg	1回1錠 1日1回 夕食後	34.7/9.90	12,665/3,613
デパス®（エチゾラム）錠0.5mg	1回1錠 1日1回 就寝前	11.30/6.40	4,124/2,336
レンドルミン®（ブロチゾラム）錠0.25mg	1回1錠 1日1回 就寝前	22.50/9.90	8,212/3,613
ロゼレム®（ラメルテオン）8mg	1回1錠 1日1回 就寝前	84.6/後発品なし	30,879/なし
デパケンR®（バルプロ酸）200mg	1回1錠 1日2回 朝夕食後	15.50/10.80	11,315/7,884
イーケプラ®（レベチラセタム）500mg	1回1錠 1日2回 朝夕食後	201.20/後発品なし	146,876/なし
ネオドパストン®（レボドパ・カルビドパ）100mg	1回2錠 1日3回 毎食後	26.50/10.6	29,017/11,607
ビシフロール®（プラミペキソール）0.125mg	1回8錠 1日2回 朝夕食後	42.5/16.60	248,200/96,944
アリセプト®（ドネペジル）錠5mg	1回1錠 1日1回 朝食後	265.40/73.90	96,871/26,973
メマリー®（メマンチン）5mg	1回1錠 1日1回 朝食後	134.90/後発品なし	196,954/なし
オキシコンチン®（オキシコドン）5mg	1回2錠 1日2回 朝夕食後	134.70/98.20	196,662/143,372
フェントス®（フェンタニル）1mg	1回1枚 1日1回	567.70/後発品なし	207,210/なし
トラマール®（トラマドール）50mg	1回1錠 1日4回 毎食後・就寝前	64.20/後発品なし	93,732/なし
ベシケア®（ソリフェナシン）5mg	1回1錠 1日1回 朝食後	183.90/後発品なし	67,123/なし
ハルナール®（タムスロシン）錠0.2mg	1回1錠 1日1回 夕食後	101.00/28.60	36,865/10,439

*1：後発品の薬価が複数ある場合は最低薬価，　*2：患者は1〜3割負担

索引

ポリファーマシーで困ったら一番はじめに読む本

定価　本体3,000円（税別）

平成30年8月15日　発行

著　者　　吉田 英人（よしだ ひでと）

発行人　　武田 正一郎

発行所　　株式会社　じ ほ う

101-8421　東京都千代田区猿楽町1-5-15（猿楽町SSビル）
電話　編集　03-3233-6361　販売　03-3233-6333
振替　00190-0-900481
＜大阪支局＞
541-0044　大阪市中央区伏見町2-1-1（三井住友銀行高麗橋ビル）
電話　06-6231-7061

©2018　　　　　装丁　hi-fn　　組版　UNISON　　印刷　音羽印刷　（株）
Printed in Japan

ISBN 978-4-8407-5108-7